U0263930

Ultrasonic Diagnosis of Pulmonary and
Thoracic Diseases in Children

# 小儿肺及胸腔疾病超声诊断

主　编　于红奎　王红英　印根权

副主编　梁宇峰　刘　晓

SPM
南方传媒

广东科技出版社
全国优秀出版社

· 广 州 ·

**图书在版编目（CIP）数据**

小儿肺及胸腔疾病超声诊断 / 于红奎，王红英，印根权
主编. — 广州：广东科技出版社，2023.7
ISBN 978-7-5359-8049-6

Ⅰ.①小… Ⅱ.①于… ②王… ③印… Ⅲ.①小儿疾病—肺疾病—超声波诊断 ②小儿疾病—胸腔疾病—超声波诊断 Ⅳ.①R725.604

中国国家版本馆CIP数据核字（2023）第013838号

## 小儿肺及胸腔疾病超声诊断
Xiao'er Fei Ji Xiongqiang Jibing Chaosheng Zhenduan

出 版 人：严奉强
责任编辑：何钰怡 李 旻
装帧设计：友间文化
责任校对：李云柯 廖婷婷
责任印制：彭海波
出版发行：广东科技出版社
　　　　　（广州市环市东路水荫路11号 邮政编码：510075）
销售热线：020-37607413
http://www.gdstp.com.cn
E-mail:gdkjbw@nfcb.com.cn
经 　销：广东新华发行集团股份有限公司
印 　刷：广州市东盛彩印有限公司
　　　　　（广州市增城区新塘镇太平洋工业区十路2号 邮政编码：510700）
规 　格：787 mm×1 092 mm 1/16 印张11.75 字数235千
版 　次：2023年7月第1版
　　　　　2023年7月第1次印刷
定 　价：148.00元

如发现因印装质量问题影响阅读，请与广东科技出版社印制室联系调换（电话：020—37607272）。

# 编委会名单

**主　编**　于红奎　王红英　印根权

**副主编**　梁宇峰　刘　晓

**编　者**（按姓氏笔画排序）

于红奎　广州市妇女儿童医疗中心

王　娜　广州市妇女儿童医疗中心

王红英　广州市妇女儿童医疗中心

王明卓　深圳市儿童医院

方　倩　广州市妇女儿童医疗中心

申屠伟慧　广州市妇女儿童医疗中心

印根权　广州市妇女儿童医疗中心

刘　晓　广州中医药大学深圳医院（福田）

刘　晨　广州市妇女儿童医疗中心

李　琳　四川省遂宁市中心人民医院

杨博洋　广州市妇女儿童医疗中心

吴　禹　广州市妇女儿童医疗中心

张向向　广州市妇女儿童医疗中心

陈　芳　深圳市儿童医院

陈金卫　广州市妇女儿童医疗中心

易祖港　深圳市儿童医院

胡　一　深圳市儿童医院

姚实香　广州医科大学

黄　岚　广州市妇女儿童医疗中心

曹海玮　河南省开封市儿童医院

梁宇峰　广州市妇女儿童医疗中心

蔡莹莹　广州医科大学

# 序

  由于胸壁软组织及胸膜与肺内气体间存在极大的声阻抗差异，超声波可于两者交界处形成全反射，使正常肺实质无法显像，因此肺部一度被认为是超声检查的"禁区"。近年来，有研究者提出，生理与病理状态下肺内含水量存在差异，能够产生具有一定特异性的声像图改变，可作为超声诊断肺部疾病的有效依据。尤其随着超声诊断技术水平的逐渐提高、超声诊断操作流程的日趋规范，以及肺超声诊断的实际效能和可靠性被诸多相关研究所证实，其诊断价值越来越受到临床的重视。由于同时兼备便捷、无辐射、易掌握等优势，肺超声检查更适用于儿童、孕妇、重症患者等特殊群体。

  目前国内有关小儿肺部疾病超声诊断的专业书籍明显缺乏，超声科医生及临床医生获取该专业的相关知识及系统的规范化培训受限，从而使小儿肺超声在临床不能得到广泛应用和很好推广。广州市妇女儿童医疗中心的于红奎主任在小儿肺超声领域具有丰富的临床实践经验及多项研究成果，他与超声、呼吸及重症医学专业的相关专家历时两年余，汇总了国内外该领域的最新观点和论述，编著了《小儿肺及胸腔疾病超声诊断》这本书。

  本书全面阐述了肺超声检查的基础理论、检查方法及小儿肺部常见疾病的超声表现及诊断思路，同时还介绍了比较少见的小儿胸腔疾病的超声征象及诊断。全书内容设置合理，从组织解剖基础、临床表现、检查方法到超声表现，诊断思路层层深入，且疾病论述通俗易懂、配图典型清晰、病变位置标注明确、各章节引用的国内外文献时效性强，该书可以作为超声科医生及临床医生的实用工具书。

相信《小儿肺及胸腔疾病超声诊断》的出版将给予从事相关工作的医生切实有效的帮助，将有助于小儿肺超声在临床的推广应用，进而提高我国小儿肺部疾病的超声诊断水平。

国家儿童医学中心、首都医科大学附属北京儿童医院

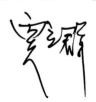

2023年4月19日于北京

# 前　言

　　小儿肺及胸腔疾病在临床上并不少见，检查此类疾病的主要传统辅助影像学方法为X线或CT，但是放射线有辐射损伤，可能增加患儿远期罹患癌症的风险。因小儿胸壁较薄，超声在其肺及胸腔疾病的应用较成年人更有优势。近年来，超声在肺部疾病的应用已经成为研究的新热点。

　　时光荏苒，白驹过隙。本人从事儿科超声工作已有15年，儿童专科医院的日常工作异常繁忙，但让我积累了丰富的临床经验。同时我也指导进修医生和规培医生的工作和学习，在与他们的沟通交流中，能感受到他们对小儿肺及胸腔疾病超声诊断专业书籍的需求。因此，我萌生了编写一本这类工具书的想法。我希望这本书能让读者既知其然又知其所以然，但是又不会太复杂、冗长，阅读后容易上手应用。

　　本书内容主要分为3个部分。第一部分（1～4章）为总论，介绍肺及胸腔胚胎发育及解剖、小儿肺及胸腔疾病影像诊断方法、超声成像基础及应用概况，以及肺超声的常见术语概念、检查方法及操作规范；了解组织解剖及疾病的基础知识，能够让读者清楚疾病发生、发展的来龙去脉，而弄懂超声成像的原理，则能够让读者在检查时正确选择与调节设备。第二部分（5～6章）为小儿肺及胸腔疾病的超声诊断，涵盖了新生儿及小儿肺部常见疾病的病因、病理、临床表现、治疗及超声表现。第三部分（第7章）介绍了肺超声的其他临床应用。

　　我们查阅了国内外最新的文献及相关专著，力求将准确、前沿、实用的知识呈现给大家，使本书能够给读者提供有益的参考。但由于本人及编者水平有限，疏漏之处在所难免，敬请各位读者朋友及同行专家批评指正。

　　本书的出版得到了中关村精准医学基金会的资金赞助。本书的出版也离不开各位领导、同事及亲朋好友的支持与帮助。特别感谢广州市妇女儿童医疗中心超声科王红英主任给予的大力支持与指导，感谢超声科的各位同事，也感谢新生儿科卢伟能主任、胸外科曾嘉航主任、心血管中心李莉娟主任的帮助。

　　愿各位读者从中获益。

于红奎

2022年11月

# 目　录

## 第七章 肺超声的其他临床应用

# 第一章
# 肺及胸腔组织胚胎学与解剖学

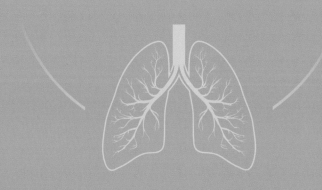

胸腔位于颈部以下、横膈以上，是由躯干的胸廓内侧壁所组成的一个空腔，上界为胸廓上口，下界为横膈。胸腔内重要的脏器包括心脏、肺、支气管、大血管、胸腺等。本章主要叙述胸腔内除心脏、大血管以外的器官，包括肺、横膈以及胸腺的胚胎发育与解剖。

# | 第一节 | 肺的胚胎发育

## 一、肺的胚胎发育分期

肺的发育始于胚胎第3周，由前肠分化而来，其上皮来自内胚层。根据肺的组织学特点，肺的胚胎发育过程经历5个时期：胚胎期、假腺体期、小管期、囊泡期和肺泡期，每一时期都有其特定的发育标志（表1-1-1）。在肺发育的每一时期，肺内气道、大血管及毛细血管的数目和复杂性也逐渐增加（图1-1-1）。

表1-1-1 肺的胚胎发育阶段及主要标志

| 胚胎发育阶段 | 胎龄 | 发育标志 | 发育相关疾病 |
|---|---|---|---|
| 胚胎期 | 第3~6周 | 气管、左右主支气管、肺段支气管、主要肺动脉形成 | 肺发育不良、气管支气管软化、支气管狭窄或闭锁、气管食管瘘、肺隔离症 |
| 假腺体期 | 第7~16周 | 气道上皮细胞开始分化，传导性气管和终末支气管形成，肺动脉、肺静脉形成 | 肺发育不良、肺气道发育畸形、肺囊肿 |
| 小管期 | 第17~26周 | 呼吸性细支气管开始发育，原始肺泡管形成，Ⅰ型肺泡细胞、Ⅱ型肺泡细胞形成，肺泡毛细血管屏障形成 | 肺发育不良、腺泡发育不良、呼吸窘迫综合征 |
| 囊泡期 | 第27~36周 | 原始未成熟肺泡的容积和表面积增加，上皮细胞进一步分化，肺泡开始形成 | 肺发育不良、腺泡发育不良、呼吸窘迫综合征 |
| 肺泡期 | 第36周至出生后3岁 | 呼吸道增大，肺泡数量和体积继续增加，双层毛细血管网建立 | — |

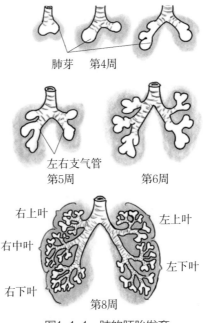

肺芽　第4周

左右支气管
第5周　　　　　　　第6周

右上叶　　　　　　　　　　　左上叶

右中叶

左下叶

右下叶
第8周

图1-1-1　肺的胚胎发育

## （一）胚胎期（胎龄第3～6周）

此期主要的发育标志是出现肺芽和主要肺动脉。胚胎发育第4周时，原始咽的尾端底壁内胚层正中形成喉气管沟，继而发育成喉气管憩室，这是喉、气管、支气管和肺的原基。喉气管憩室的头端发育为喉，中段发育为气管，末端膨大分成左右分支，发育为肺芽，左肺芽分为2支，右肺芽分为3支，肺芽反复分支而形成支气管树。在喉气管憩室发育过程中，如果气管食管隔发育不良，致使气管与食管分隔不完全，两者间有瘘管相连，则形成气管食管瘘并常伴食管闭锁。

肺血管源自近端纵隔间充质，约发生于胎龄第35～38天，此时形成广泛的毛细血管网并包绕每一个肺芽，同时接受发育中第6号动脉的血液。肺动脉起源于第6号动脉，肺静脉源自心背系膜单独静脉管道，这些血管不断分支并与纵隔间充质血管丛建立连续性，最终与心腔的血管分支连通。喉和气管发生过程中有一个管腔暂时闭塞再重新管腔化的过程，如果此过程受阻，可能会导致喉和气管的狭窄或闭锁。如果喉气管憩室的尾端没有分化为左、右肺芽，或左、右肺芽未能继续发育，则会造成双侧或单侧肺缺如；额外发育的气管和支气管肺芽将会形成无功能肺组织团块，最终造成肺隔离症。

### （二）假腺体期（胎龄第7～16周）

假腺体期肺发育的主要特征是气道发育和血管到达肺泡，传导性气道从支气管树到终末细支气管的形成。与胚胎期不同的是，此期气道开始分化为特定的细胞类型。原始纤毛细胞约在第7周开始出现在膜状气管区域，到第12周时分布在软骨化的区域。约在第13周，近端气道开始出现上皮分化，分化为纤毛细胞、杯状细胞和肺神经内分泌细胞。间充质分化为各种结缔组织细胞及平滑肌。肺动脉和肺静脉最晚形成于假腺体期末，肺动脉在发育中与气道相伴生长，而肺静脉的发育则不同，是分布在肺段间。气道软骨也于此期发育，到第24周时已同于成年人的软骨形态。此期结束前，气道分支形态和肺泡囊前血管分布形态均已成熟。末端支气管的过度生长会导致先天性肺气道畸形，这常累及部分或整个肺叶。

### （三）小管期（胎龄第17～26周）

小管期肺发育的标志性特征是呼吸性空气通道和原始肺泡管形成，Ⅰ型、Ⅱ型肺泡细胞分化，以及肺泡毛细血管屏障的建立，故此期是人类肺生长和发育的重要时期。此期围绕支气管树分支末端的间充质减少，使远侧气腔得以扩张。约第23周后，远侧气腔外围毛细血管网开始大量增加，其中许多毛细血管与呼吸道立方上皮细胞紧密接触，原始立方上皮也开始分化为具有分泌功能的Ⅱ型肺泡细胞，该细胞内含板层体，此为表面活性物质的胞内存储器。扁平的Ⅰ型肺泡细胞由Ⅱ型肺泡细胞分化形成，并与毛细血管网紧贴在一起，由于两者间的间充质较少，所以得以支持气体交换功能。第24周后，Ⅱ型肺泡细胞开始产生和分泌表面活性物质，加上此时胎儿空气通道的组织学特征，包括气道软骨也与成年人相同，小管期气体交换功能的平台也已经建立，肺内血液循环完善，故在此时早产的胎儿可进行正常的呼吸。而在24周之前出生的早产儿则存在Ⅱ型肺泡细胞分化不良，不能产生足够的表面活性物质，致使肺泡表面张力增大，肺泡萎陷，导致新生儿呼吸窘迫综合征。

### （四）囊泡期（胎龄第27~36周）

这一时期最重要的特征是薄壁的终末囊泡结构开始肺泡化。随着肺的进一步发育，Ⅰ型、Ⅱ型肺泡细胞进一步分化，胞外间质逐渐减少，外周气腔进一步扩张和变薄，且形成的毛细血管网愈加贴合到肺泡上皮细胞，肺的气体交换面积在不断增加。在此期，囊泡壁开始出现次生嵴，并使得一部分毛细血管网一起向囊泡内突入，到囊泡晚期时，随着嵴两旁的侧向扩张，毛细血管网也已完全贴附到囊泡壁上。至此，肺泡壁的血-空气屏障双层结构得以建立。

### （五）肺泡期（胎龄第36周以后）

肺泡期是肺发育的关键阶段，是肺泡形成和微血管成熟时期。肺囊泡结构肺泡化的精确时间尚不清楚，一般认为在第28~32周。胎儿出生后6个月内肺泡化会非常迅速，全肺的肺泡化会一直持续到2~3岁；同时伴随着相邻毛细血管网互相融合，这在胎儿出生后28天内最显著，而微血管成熟可能要持续到5岁。在此期，远侧气腔的管壁随肺泡上皮细胞的形成开始扁平化和薄壁化，部分细胞开始凋亡腾出空间。随后囊泡次生嵴由肺泡壁侧边长出，逐渐形成原始肺泡。从宫内到出生后，胎儿肺内形成的肺泡数以百万计，一般认为数量一直在增加，到成年时肺泡最终数量达到3亿~8亿个。肺泡期的发育特别容易受到病理因素影响，从而造成肺结构和功能的不可逆性损害。

胎儿出生后肺的发育，除了肺泡数量的增加，肺泡的大小也同步增加到青春期。肺容积在出生后第1年增加最快，儿童期肺容积的增加与体重增加呈线性正比关系，一般男性的肺容积与肺重量均超过女性。

## 二、影响肺发育或成熟的因素

目前对肺发育或成熟的分子机制及精确调节的认识仍处于初级阶段，包括各种转录因子、生长因子和其他信号分子等，而且大部分认识是基于对动物模型的研究，尤其是鼠肺的研究。这些研究虽然尚未完全阐明肺发育或成熟的分子机制，但是对一些重要的决定性因素已有所认识。一般认为，肺发育异常的本质是在遗传易感性的基础上，与外在环境等因素相互作用所致。

### （一）胎儿呼吸运动

胎儿呼吸运动是保持肺容积的一个重要因素。在妊娠第28周时，超声下可观察到胎儿规律的呼吸运动。胎儿呼吸运动对肺泡表面活性物质的合成十分重要。肺泡表面活性物质由Ⅱ型肺泡细胞分泌，其间表面活性物质蛋白具有改变肺泡表面张力的作用，是维持肺泡功能完整性的必要物质。临床上会给予母亲类固醇激素（如地塞米松）来加速表面活性物质的功能性成熟；极早产儿容易发生新生儿呼吸窘迫综合征，可应用外源性肺泡表面活性物质来治疗。

正常肺发育需要充足的胸腔空间和正常的呼吸运动。任何引起胎儿胸腔容积异常、呼吸运动异常的因素均可导致胎儿肺发育不良。研究发现，横膈收缩运动会刺激肺生长因子的释放。临床上由于破坏胎儿呼吸运动导致肺发育不全的疾病有先天性膈疝、胸部占位、膈神经发育不全等。其他影响胎儿呼吸运动的因素还包括血糖水平、宫内感染、母体血液供应等。

### （二）胎儿肺液

胎儿肺液形成于妊娠第6周，是一种主要由气管和支气管的远端Ⅰ型、Ⅱ型肺泡细胞分泌的富含氯离子的液体。肺液会经呼吸道流到咽，与消化道的羊水相混合，但大部分仍留存在肺内，这是因为消化道的羊水压高过呼吸道的肺液压。肺液分泌时可引起肺内的压力升高，声带关闭限制了肺液向咽部流动。此时，胸腔内压力高于胸壁弹性回缩力，从而保持肺内适当的容积。因此，肺发育依赖于一定量的肺液。肺液和羊水具有密切关系。研究发现，羊水过少（Potter综合征）和严重先天性泌尿系统畸形都会影响肺内液体压力的正常形成，进而引起肺容积减小或肺发育不全，甚至导致肺动脉闭锁、先天性膈疝等。所以，羊水容积也影响肺容积，进而影响肺的生长发育。

### （三）环境等因素

吸烟是一个影响胎儿肺发育的重要因素。研究发现，无论是在宫内还是出生后，烟雾中的有害因素（尼古丁等）都会导致胎儿肺结构的改变，如肺容积、肺泡数量及气体交换面积的减少。其他重要的影响因素还有药物，如母亲服用抗生素和对乙酰氨基酚等。

# | 第二节 | 横膈的胚胎发育

横膈起源于高于发育中肝组织的部分原始横膈，约于妊娠第4周时开始形成，最终发育成为分隔胸腔与腹腔的一片扁平肌。在横膈的发育过程中，胚胎期横膈前体由4部分构成（图1-2-1）：原始横膈（前方腹侧）、成对的胸腹膜（靠后）、食管系膜及脱离的体壁。横膈中心腱源自原始横膈；横膈中央肌性部分源自胸腹膜，并与食管系膜及原始横膈融合；横膈周边肌性部分源自体壁；膈脚源自食管系膜。在原始横膈背侧两边是细窄的胸腹膜管。约于妊娠第8周，胸腹膜管周围包绕的器官不断发育生长，使得管边缘贴合而闭锁。右侧的胸腹膜管通常比左侧的早闭锁，这可能是膈疝更容易出现在左侧的原因。先天性膈疝是由于横膈前体各部分愈合失败或存在原发性缺陷形成的，按其于胚胎期形成的解剖部位分为后外侧膈疝（Bochdalek疝）、前侧膈疝（Morgagni疝）及食管裂孔疝。

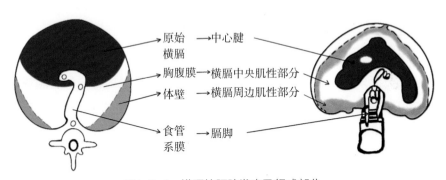

图1-2-1 横膈的胚胎发育及组成部分

# | 第三节 | 胸腺的胚胎发育

胸腺起源于双侧第3对咽囊的腹侧部。在胚胎发育第16周后，咽囊变成两条伸长的憩室，继而形成实心的细胞团，向尾侧长入周围的迷走神经嵴间充质内。在主动脉囊腹侧，两条胸腺原基会合后由结缔组织结合在一起。当颈部发育完全且心脏已下降时，胸腺移行至位于胸部的前纵隔内。此时，胸腺与第3咽囊仅以一个实心的细胞索连接。当胸腺增殖下行时，局部的迷走神经嵴衍生的间充质会控制腺体的发育和模式。在下降迁移路径上腺体脱落，会造成胸腺组织异位，可位于颈部或纵隔其他位置。神经嵴间充质形成结缔组织隔，形成腺体内的小叶间隔。胚胎发育第10周，幼红细胞和B淋巴细胞发育，淋巴干细胞迁移至胸腺原基，腺体内95%以上的细胞成为T淋巴细胞系，同时胸腺小体出现。胚胎发育第12周，血管、间充质隔和神经已经到达新的、正在发育的髓质。胚胎发育第14周，巨噬细胞和交错突细胞开始出现，血管周围间隙中粒细胞生成。胚胎发育第17周，当淋巴干细胞迁移至胸腺原基后，胸腺发育分化为具有特殊功能的中枢淋巴器官，此后成为T淋巴细胞分化发育的唯一场所。

## 第四节 ｜ 胸腔、横膈、纵隔、胸腺及肺部解剖

### 一、胸腔

胸部位于颈部与腹部之间。胸部由胸廓、胸腔及其内部的器官组成，其中胸腔由胸壁和横膈围成，上界为胸廓上口与颈部连通，下界以横膈与腹腔分隔。胸腔以纵隔胸膜为界分为3部分，即位于中部的纵隔和位于其左、右两侧的肺和胸膜腔。胸壁由皮肤、浅筋膜、深筋膜、肌肉、肋间神经、血管、胸内筋膜以及壁胸膜构成；通常被划分为胸前区、胸外侧区和胸背区3部分。胸前区位于前正中线与腋前线之间；胸外侧区位于腋前线与腋后线之间；胸背区位于腋后线与后正中线之间。胸膜是一层薄而光滑的浆膜，可分为被覆于肺表面的脏胸膜和贴附于胸壁内面、横膈上面和纵隔表面的壁胸膜。脏胸膜、壁胸膜在肺根处反折移行，围成封闭的胸膜腔，腔内呈负压，左右各一，互不相通，仅有少量浆液，可减少呼吸时两层胸膜间的摩擦（图1-4-1）。

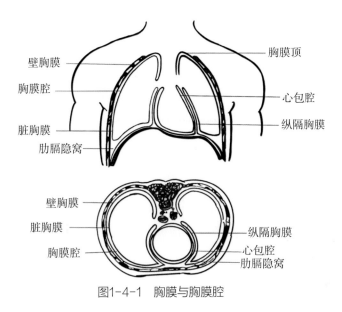

图1-4-1 胸膜与胸膜腔

## 二、横膈

横膈（图1-4-2），位于胸腔、腹腔之间，封闭胸廓下口，是一向上隆起、呈穹隆形的扁薄阔肌，左低右高。横膈的境界：上方覆以膈胸膜或心包壁层，周围部以肋膈隐窝与肺底相连，中央部以心包腔与心脏相邻，横膈下方覆以壁腹膜，与肝、胃、脾和肾上腺等腹腔器官相邻。发生膈疝时，腹腔脏器可经横膈的缺损疝入胸腔。横膈的分部：分为周围的肌性部和中央的中心腱两部分。横膈的肌性部起于胸骨部、肋骨部和腰部，三个起点之间形成

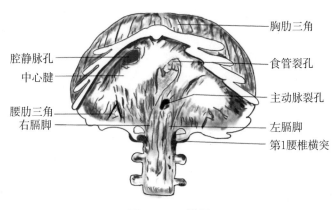

图1-4-2 横膈

两个三角形小间隙，分别称为胸肋三角和腰肋三角，此三角区内仅有胸膜或腹膜和筋膜覆盖，没有肌束，比较薄弱，是膈疝的好发部位。横膈的肌性部由周围向中央移行汇集形成的腱膜，叫中心腱。横膈在椎体前面的部分呈锥形，称为膈脚。横膈上有食管裂孔、主动脉裂孔和腔静脉孔，相应血管和器官从中通过。

### 三、纵隔

纵隔是左、右纵隔胸膜之间全部器官、结构和结缔组织的总称。纵隔也是多种肿瘤的好发之处，如发生于前纵隔的胸腺瘤、畸胎瘤等；发生于后纵隔的神经源性肿瘤。纵隔的境界：前界为胸骨和两侧肋软骨的内侧半，后界为脊柱胸段，两侧界为纵隔胸膜，上界为胸廓上口，下界为横膈。纵隔的分区：分为4部分，包括上纵隔、前纵隔、中纵隔和后纵隔（图1-4-3）。以胸骨角平第4胸椎椎体下缘为界，将纵隔分为上纵隔和下纵隔两部分。上纵隔内主要有部分胸腺、头臂静脉、上腔静脉、主动脉弓及其3大分支、食管、气管等。下纵隔再以心包为界分为3部分：胸骨与心包前壁之间为前纵隔，内含胸腺下部、部分纵隔前淋巴结和较多的疏松结缔组织等；前后纵隔之间为中纵隔，内为心脏、心包和出入心的大血管等；心包后壁与脊柱之间为后纵隔，内有主支气管、食管、胸主动脉等。

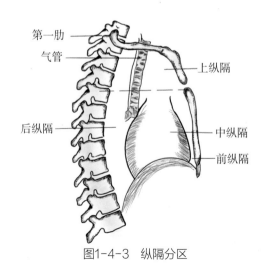

第一肋
气管
上纵隔
后纵隔
中纵隔
前纵隔

图1-4-3 纵隔分区

## 四、胸腺

胸腺是人体初级淋巴器官之一，由左、右两叶构成，表面覆以被膜，两叶间以结缔组织相连。胸腺实质内分隔成许多不完全小叶，每一小叶由周边的皮质和中央的髓质组成。胸腺的重量在婴幼儿期占体重的比例较大，在青春期达到最大，之后开始萎缩，胸腺内淋巴组织减少，逐渐被脂肪组织代替，但胸腺功能可持续至老年。胸腺的形态很大程度上取决于周围组织结构，正常小儿胸腺大部分呈分叶状或"V"形。胸腺的体积在4～6个月时最大，6个月后逐渐减小。受营养、免疫系统发育等影响，胸腺的个体发育差异也较大，如先天性免疫缺陷病的患儿，胸腺会发育不良。此外，由于胚胎发育异常，在胸腺增殖下降迁移路径上会发生腺体脱落，出现不常见的纵隔内和颈部异位胸腺。

胸腺位置和毗邻：胸腺大部分位于上纵隔和前纵隔内胸膜围成的胸腺区，前方为胸骨，后方附于心包和大血管前面，上界在胸骨上切迹或稍高水平，下界可达第4肋软骨水平，左、右两侧以纵隔壁胸膜为界。发达的胸腺可上达颈部，尤其是小儿，胸腺甚至可环绕左头臂静脉。胸腺肿大或发生胸腺瘤时可压迫头臂静脉、主动脉弓和气管，出现发绀和呼吸困难。

胸腺血液供应和淋巴引流：胸腺的动脉主要来自胸廓内动脉和甲状腺下动脉的分支，胸腺静脉引流至左头臂静脉、胸廓内静脉和甲状腺下静脉。胸腺的淋巴管最终汇入头臂淋巴结和胸骨旁淋巴结。支配胸腺的神经来自颈交感干和迷走神经的分支。

## 五、肺部

### （一）肺的位置、形态与分叶

肺（图1-4-4）位于胸腔内，左右各一，居于横膈的上方和纵隔两侧。右肺较宽短，左肺较狭长。肺形似半圆锥形，具有一尖、一底、两面和三缘。

肺尖呈钝圆形，经胸廓上口突至颈根部，高出锁骨内侧1/3上方2～3 cm。肺底位于横膈上面，受横膈的压迫而呈半月形凹陷，又称膈面，右肺底借横膈与肝右叶隔开，左肺底借横膈与肝左叶、脾和胃底隔开。肋面平

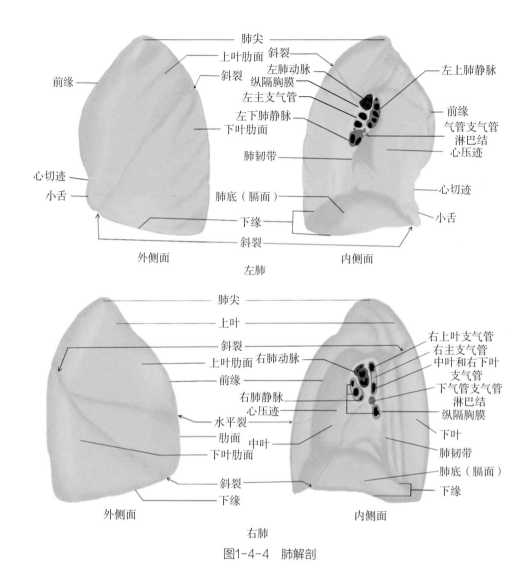

图1-4-4 肺解剖

滑隆凸，邻接肋和肋间肌。内侧面邻贴纵隔，亦称纵隔面，心脏压迹使左肺内侧面比右肺内侧面深，此面中部凹陷处称肺门，是主支气管、肺动脉、肺静脉、淋巴管和神经等进出肺的部位。这些进出肺门的结构被结缔组织及胸膜包绕，构成肺根。

　　肺的前缘薄锐，覆盖在心包之上，右肺前缘近于垂直，左肺前缘上部与右肺相同，但下部在第4肋软骨以下出现心脏切迹，切迹下方的舌状突起，称左肺小舌。肺的下缘亦较薄锐，是肺底和肋面的分界线，向下延伸至肋膈隐窝内，随呼吸运动而变化。肺的后缘圆钝，是肋面与纵隔面在后方的过渡。

左肺由从后上斜向前下的一条斜裂分为上、下两叶。左肺上叶位于斜裂的前上方，包括肺尖、肺前缘、肋面前上部、肺内侧面前上方的大部分及左肺小舌。左肺下叶较大，在斜裂的后下方，构成整个肺底、肋面及肺后缘的大部分。右肺除斜裂外，还有一条近于水平方向的水平裂，将右肺分为上叶、中叶和下叶。其中右肺中叶较小，呈楔形，包括肋面一部分，前缘的下部及肺底的前部。右肺斜裂较长，分隔下叶与中叶，水平裂较短，分隔中叶与上叶。

### （二）肺内支气管树与支气管肺段

左、右主支气管进入肺内反复分支，呈树枝状，称为支气管树。主支气管为气管的一级分支，肺叶支气管为二级分支，左肺2支，右肺3支，肺段支气管为三级分支。每一肺叶支气管及其分支分布区域的肺组织，称为肺叶。每一肺段支气管及其分布区域的肺组织，称为支气管肺段，简称肺段。各肺段略呈圆锥形，尖朝向肺门，底朝向肺表面。肺段间有少量结缔组织和肺段静脉通行，在肺段内，肺动脉分支与肺段支气管相伴行，而肺叶静脉的属支则不同，走行于肺段之间。根据肺段支气管的分支分布，左右肺各分为10个肺段。因左肺上叶的尖段支气管与后段支气管、下叶内侧底段支气管与前底段支气管常共干，此时左肺也可分为8个肺段。

### （三）肺的血液循环

肺有两套功能不同的血液循环系统，一套是肺血管，包括肺动、静脉，主要参与气体交换，即肺循环（右心室—肺动脉—肺毛细血管—肺静脉—左心房）；另一套是支气管血管，包括支气管动、静脉，主要营养支气管和肺。

1. **肺血管** 肺动脉发自右心室后，分为左、右肺动脉，经肺门进入肺，然后伴随肺段支气管及肺段以下各支气管逐级发出分支，最后至肺泡隔内形成毛细血管网，分布于肺泡囊壁和肺泡壁，在此可进行气体交换。肺动脉的功能是将二氧化碳含量高的血液运送到肺泡毛细血管。

肺静脉起自肺泡壁毛细血管网，每侧肺均有2条。肺内毛细血管网汇成细小静脉，并逐级相互接合、汇集成肺段静脉，最终形成单一叶静脉干的较大静脉，与支气管伴行于肺门处，合成2条肺上、下静脉回流到左心房。肺静脉的功能是引流气体交换后氧含量高的血液回到左心房。

2. **支气管血管** 支气管动、静脉较细，来自体循环。支气管动脉起自胸主动脉或肋间后动脉，随支气管分支而分布，于各级支气管和肺等处组织提供氧含量高的血液。左侧支气管静脉注入半奇静脉，右侧支气管静脉注入奇静脉或上腔静脉。

### （四）肺的分部

肺组织可以分为肺实质和肺间质两个部分。

肺实质是指肺各级的支气管以及终端的肺泡组织。从叶支气管至终末细支气管部分为肺的导气部，能将外界的新鲜氧气输送到肺泡，并将肺泡中的二氧化碳输送到气管，然后排出体外；呼吸性细支气管以下的部分为肺的呼吸部。每一细支气管连同它的分支和肺泡，组成一个肺小叶。肺泡是气体交换的主要场所，是基本呼吸单位。

肺间质是指肺内的淋巴管、结缔组织、神经、血管，它们分布在肺实质之间，具有联结、营养、充填以及固定的作用。结缔组织是由细胞和细胞间质构成的一种组织，含有分散的细胞，以及比较多的纤维和基质。血管是肺部血液流通的通道，血液中所含有的各种营养物质及氧气会通过毛细血管进入到肺组织中。

（陈金卫　印根权）

## 参考文献

［1］陈佩娟，万致婷，蔡保欢，等. 支气管肺发育不良的表观遗传学机制研究进展［J］.中华围产医学杂志，2020，23（1）：56-60.

［2］李胜利. 胎儿畸形产前超声诊断学［M］. 北京：科学出版社，2017：481-482.

［3］黄醒华，申南.羊水量异常与胎儿先天畸形［J］.实用妇产科杂志，2008，24（4）：199-201.

［4］GONZÁLEZ-LUIS G E，VAN WESTERING-KROON E，VILLAMOR-MARTINEZ E，et al. Tobacco smoking during pregnancy is associated with increased risk of moderate/severe bronchopulmonary dysplasia:a systematic review and meta-analysis［J］. Front Pediatr，2020，8：160.

［5］CHAVHAN G B，BABYN P S，COHEN R A，et al. Multimodality imaging of the pediatric diaphragm:anatomy and pathologic conditions［J］. Radiographics，2010，30（7）：1797-1817.

［6］MOORE K L. The developing human:clinically oriented embryology［M］. 3rd ed. Philadelphia:WB Saunders，1982.

［7］KEIJZER R，PURI P. Congenital diaphragmatic hernia［J］. Semin Pediatr Surg，2010，19（3）：180-185.

［8］ROBINSON P D，FITZGERALD D A. Congenital diaphragmatic hernia ［J］. Paediatr Respir Rev，2007，8（4）：323-334; quiz334-335.

［9］SULLIVAN K E. Chromosome 22q11.2 deletion syndrome and DiGeorge syndrome［J］. Immunol Rev，2019，287（1）：186-201.

［10］HSIEH S T，WOO A S. Pierre Robin sequence［J］. Clin Plast Surg，2019，46（2）：249-259.

［11］ROUSSLANG L，MELDRUM J，VERONICA R，et al. Ectopic cervical thymus:a common，yet rarely symptomatic pediatric neck mass［J］. Curr Med Imaging，2021，17（4），544-548.

［12］VARGA I，UHRINOVA A，TOTH F，et al. Assessment of the thymic morphometry using ultrasound in full-term newborns［J］. Surg Radiol Anat，2011，33（8）：689-695.

［13］LIANG X，LOVELL M A，CAPOCELLI K E，et al. Thymoma in children:report of 2 cases and review of the literature［J］. Pediatr Dev Pathol，2010，13（3）：202-208.

# 第二章
# 小儿胸部疾病影像诊断学概述

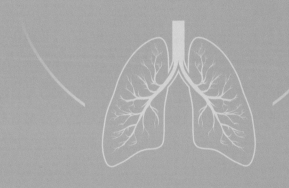

# | 第一节 | 小儿胸部疾病主要检查方法

胸部影像学检查是临床最常用的诊断方法之一。无论成年患者还是儿童患者，胸部影像学检查都是不可或缺的，其既是胸部疾病诊断与评估的主要手段，也是入院所必需的常规检查，可为临床医生提供及时准确的诊断信息。小儿胸部疾病按部位大致可分为气管-支气管、肺、心脏、纵隔、横膈、胸壁及胸腔疾病，主要依靠影像学进行诊断。检查方法主要包括X线胸片、动态透视、超声检查、计算机断层扫描、磁共振成像及核医学检查。与成年人胸部疾病相比，小儿胸部疾病的诊断具有更大挑战性。

## 一、X线胸片与透视

由于具有价格便宜、操作简单及辐射剂量低等优点，X线胸片仍是胸部疾病的最常用检查方法。小儿肺部疾病是临床常见病，除了体格检查和实验室检查外，影像学检查是诊断的重要手段。由于双肺具有良好的自然对比，因此X线检查具备有利条件。近些年，随着计算机技术的发展，传统胶片已经发展为数字化胸片。数字化成像分辨率明显高于传统X线成像，且图像信息数字化后，便于记录、传输和长期储存，对于一般小儿双肺炎症性疾病、肺不张、肺气肿、气胸及胸腔积液等常见病均能较好诊断。X线胸片配合透视动态观察小儿吸气相、呼气相，观察气管、纵隔、心影、横膈以及双肺透亮度的变化可排除气道梗阻性病变。但X线胸片不能显示肺间质病变，特别是双肺粟粒样小病灶、弥漫性肺病以及肺脏与纵隔占位性病变的鉴别等，这些疾病还得倚仗多层螺旋CT检查。

## 二、超声

超声为无创伤和无放射线损伤的检查方法，非常适用于儿童患者。以往在胸部检查中，超声多应用于心脏、血管和胸膜腔等器官疾病的检查，对双肺病变的检查相对较少。近年来，有越来越多关于超声在婴幼儿及儿童胸部病变如肺部炎症性病变及肿瘤、纵隔肿瘤、胸壁病变中应用的报道。目前临床主要应用于胸膜病变、胸壁肿物、婴幼儿纵隔肿物的诊断，同时也可用于肺内囊实性病变以及血管与非血管性占位的鉴别等，其最大优势在于快速、便捷，可用于床旁检查，并可多次复查，以监测病情变化。

### 三、计算机断层扫描

传统计算机断层扫描（computed tomography，CT）存在较大电离辐射，特别对处于生长发育阶段的儿童来说，其组织单位容积吸收CT的辐射剂量约是成年人的10倍，某些代谢旺盛的组织对辐射更敏感。多次随访复查也会使辐射剂量在体内不断蓄积，可能较易诱发肿瘤性病变。但随着螺旋CT技术的发展，多层螺旋CT扫描时间与成像时间缩短、层厚较薄、扫描范围长，解决了儿童胸廓较小、不能屏气等难题，特别是低剂量扫描技术的开发，对降低儿童射线损伤有重要意义，基本已适用于儿童全身各系统的检查。多层螺旋CT扫描速度快、图像分辨率高以及具有多种后处理技术的特点，可获得组织或器官的三维立体图像。同时高分辨技术的应用提高了对肺部细微结构、肺尖、胸膜下、肋膈角区病变的检出率，为间质性和弥漫性肺部疾病的鉴别诊断提供了更多诊断信息，现已广泛应用于先天性肺及支气管发育异常、复杂肺部感染性病变及其并发症、弥漫性肺部病变、胸壁肿瘤的诊断以及肺部肿瘤性病变与纵隔肿瘤的鉴别诊断等。CT血管成像（CT angiography，CTA）技术可立体地显示血管影像，现已广泛用于心脑血管、肺动脉和肢体血管等检查。目前在儿童中主要应用于心脏大血管畸形、各型心肌病、心包疾患、心脏肿瘤及心旁肿瘤的鉴别等，尤其对主动脉各种畸形、左肺动脉起源异常、肺动脉狭窄、肺静脉异位引流、动脉导管未闭等心脏大血管畸形的诊断尤为常见。此外，高端CT不仅可应用于肺灌注、心肌灌注等功能监测，也可评估气管软化、肺栓塞、心肌缺血等功能性改变。近些年，发展成熟的能谱CT也逐渐应用于肿瘤成分的分析及监测、结石和钙化的成分测定以及心肌活性的评估。

## 四、磁共振成像

磁共振成像（magnetic resonance imaging，MRI）利用磁共振现象从人体中获得电磁信号，并重建出人体信息，不仅没有电离辐射，且软组织分辨率高，具有血管流空效应，现已广泛用于胸壁病变、纵隔病变以及心脏大血管的检查。MRI不仅能够提供复杂、细微的解剖信息，还可以进行功能评估与检测。一般而言，未安装过心脏起搏器装置的患儿均能行MRI检查，对于以心内结构异常为主的简单的常见先天性心脏病（如房间隔、室间隔缺损），MRI检查并未能提供较心脏超声检查更多的诊断信息；但对于以心外大血管异常为主的先天性心脏病（如肺动脉起源异常、肺静脉异位引流等），MRI则能提供更多的诊断信息，特别是对比增强磁共振血管成像（contrast enhanced magnetic resonance angiography，CE-MRA）技术，其对该类先天性心脏病诊断效果较佳，几乎与心血管造影效果一致。

## 五、核医学检查

核医学检查在胸部疾病中主要应用于软组织器官及骨骼结构和功能的检查，其最大优点是较透视及CT辐射剂量低、不良反应小，缺点是解剖信息显示不佳、镇静扫描时间较长、检查费用较高。目前主要应用于肿瘤的检测与评估、骨骼感染性病变以及部分心功能评估。

# | 第二节 | 小儿胸部疾病影像学表现

本节主要介绍小儿常见胸部疾病除超声以外的影像学表现。

## 一、气管-支气管疾病

气管-支气管疾病主要分为发育异常类疾病和获得性异常类疾病，前者主要有先天性气管瘘、先天性气管狭窄、先天性支气管闭锁等，后者主要有气管支气管异物、支气管炎、支气管扩张等。

## （一）发育异常类疾病

1. **先天性气管瘘** 以气管食管瘘最为常见，通常在出生后就出现喂养困难、反复肺炎及口吐白沫等临床症状，该疾病主要通过泛影葡胺行上消化道造影检查进行诊断，可发现造影剂自食管渗漏进异常连接的气管的异常显影。

2. **先天性气管狭窄** 几乎均合并其他畸形或综合征，常在1岁以内发病，主要临床表现为非特异性上气道阻塞，主要影像学征象为气管管径变平、长度变短，气管支气管分支异常及软骨环异常。

3. **先天性支气管闭锁** 为相对少见的先天性畸形，X线主要表现为支气管闭锁端扩张并充满黏液，在肺门区形成多囊性或小分支状低密度影，CT主要表现为分支状或指状黏液栓改变，多平面重组（multiplanar reformation，MPR）任意角度处理重建后可更好地显示黏液栓形态与支气管、血管的走行关系。

## （二）获得性异常类疾病

1. **支气管异物** 支气管异物是小儿呼吸科急诊最常见疾病，常常好发于1~3岁，临床表现为突发刺激性咳嗽、喘鸣。按异物特性分为不透光异物和透光异物，前者在胸部正侧位拍片即可明确诊断，扁平形不透光异物在胸部正侧位摄片分别为矢状和冠状高密度影，所见与异物在食管内的位置恰好相反。不透光的支气管异物，可根据临床病史及胸部正位片双肺透亮度不均匀而高度怀疑，结合动态透视下观察，典型者表现为随呼吸运动伴随的纵隔节律性移动-复位及双侧横隔不同步运动。少数病变因异物阻塞较轻，加上患儿行透视时哭闹不止，X线表现不明显。此时，可行低剂量高分辨CT检测，若发现支气管内不完全性梗阻小异物影即可明确诊断。

2. **支气管炎** 支气管炎是小儿最常见的呼吸道疾病，主要临床表现为咳嗽、咳痰、发热及胸痛。影像学早期表现为双肺纹理增多、紊乱，以双下肺内带最为明显，边界模糊不清。随着病程反复，可迁延为慢性支气管炎，逐渐出现小支气管狭窄引起的肺气肿及肺泡不规则充气、小支气管纤维化导致的网格状、蜂窝状改变。

3. 支气管扩张　　主要临床表现为咳嗽、咳痰及反复咯血，典型X线表现为柱状、卷毛状或蜂窝状透亮区，周围伴随着边界模糊的片状高密度影。由于支气管较伴行的肺动脉粗，在CT轴位上会出现典型的"印戒征"改变。

## 二、肺部疾病

### （一）小儿肺部疾病

小儿肺部疾病主要包括肺部炎症、新生儿肺部疾病、肺部肿瘤、肺部寄生虫疾病等。

1. 肺炎　　肺炎为儿童常见病，根据炎症发生部位、累及范围及病变性质可分为大叶性肺炎、小叶性肺炎及间质性肺炎。①大叶性肺炎：典型影像表现为与肺叶、肺段（亚段）解剖形态相仿的斑片状、絮片状高密度模糊影，部分病变内可出现支气管充气征。②小叶性肺炎：又称为支气管肺炎，临床主要表现为高热、反复咳嗽、咳痰及呼吸困难。典型影像表现为双下肺内带沿着支气管走行的絮片状模糊影，部分病例合并少量胸腔积液表现。③间质性肺炎：多由病毒引起，以呼吸道合胞病毒、巨细胞病毒常见。典型X线表现为自肺门向外的支气管周围炎合并周围边界不清楚、密度较淡的网格状阴影，严重者累及双肺，呈弥漫性分布。高分辨率CT常常出现小叶间隔增厚、肺间裂增厚及支气管周围间质增厚，病情严重者还可出现肺间质纤维化。

2. 肺部肿瘤　　肺部恶性肿瘤以胸膜肺母细胞瘤为主，良性肿瘤以错构瘤最为多见。近年来，肺炎性肌纤维母细胞瘤逐渐增多。①胸膜肺母细胞瘤：病理上主要为间质肉瘤样改变及肺胚胎性结构，常多见于肺的外周。组织学分型主要分为3型：Ⅰ型为单纯囊性型，Ⅱ型为囊实性型，Ⅲ型为实性肿块型，恶性程度依次增高。Ⅰ型典型影像表现为肺内囊性病灶改变；Ⅱ型为多房泡样含气囊腔伴软组织壁结节，不规则分隔；Ⅲ型为密度不均匀的实性肿物，增强扫描可见瘤体呈不均匀强化改变。②肺错构瘤：多生长在双肺外周，少数也可见于支气管腔内。典型影像表现为肺实质内边界清楚的圆形或椭圆形肿块，肿块内含有低密度的脂肪成分及高密度影爆米花样钙化。

3. 肺部寄生虫疾病 主要包括肺棘球蚴病与肺吸虫病。①肺棘球蚴病：又称肺包虫病，多见于内蒙古等西北游牧民族地区。典型影像表现取决于球蚴囊肿是否破裂及形态，经典征象为外囊破裂、内囊完整导致的"新月形"透亮区及外囊破裂、内囊塌陷或脱落出现的"水上浮莲征"，可随体位变动而移动。②肺吸虫病：由生食或食用未煮熟的染有肺吸虫囊蚴的食物所致，临床出现黏稠的巧克力色或铁锈色痰时，对诊断有一定的提示意义。当X线表现为出血期絮片状模糊影出现游移现象及囊肿期出现聚集于双下肺的蜂窝状透亮区影时，均有一定的诊断意义，而纤维化期缺乏典型的影像表现。

### （二）新生儿肺部疾病

新生儿肺部常见病主要包括新生儿呼吸窘迫综合征、早产婴肺、新生儿湿肺等。

1. 新生儿呼吸窘迫综合征（neonatal respiratory distress syndrome，NRDS） 为早产儿主要死亡原因之一，主要临床表现为出生后呼吸困难、呻吟、呼吸音弱，部分病例出现代谢性酸中毒。典型X线表现为肺泡充气不良和各级支气管过度扩张所致的4级改变：Ⅰ级，双肺透亮度略降低，双下肺广泛颗粒状影；Ⅱ级，双肺广泛出现颗粒状影并伴随双下肺空气支气管征出现；Ⅲ级，双肺透亮度明显降低，双肺颗粒状阴影增宽模糊，支气管充气征加重，同时伴有心缘及膈面模糊不清；Ⅳ级，肺野增白呈"白肺"改变。

2. 早产婴肺 尤以出生体重<1 500 g患儿多见，主要临床表现为出生后呼吸缓慢、节律不整。主要X线征象为肺透亮度降低、弥漫广泛的细颗粒状影及自肺门向四周扩散的絮片状影，与NRDS影像表现较难鉴别，但后者常见支气管充气征有助于鉴别。

3. 新生儿湿肺 又称湿肺综合征，为新生儿早期呼吸窘迫病因之一。典型X线表现为自面纱状模糊影到形态不一斑片状高密度影的肺泡积液征、肺液蓄积于肺间质或淋巴管所致的间质积液征等。

### 三、纵隔疾病

小儿纵隔疾病主要包括纵隔炎症、纵隔积气及纵隔肿物等。

1. **急性纵隔炎** 可由各种各样原因导致的食管或气管穿孔引起，咽后壁脓肿及邻近组织器官炎性反应亦可侵犯纵隔而发病。主要影像表现为双侧上纵隔增宽、密度增高、边界模糊欠清。

2. **纵隔积气** 患儿常感胸骨后胀满不适、上胸部疼痛、吞咽困难，可为自发性、医源性、外伤性等原因造成，多见于哮喘、支气管异物、肺部弥漫性病变等。典型影像表现为沿心脏边缘出现窄带状透亮线影，婴幼儿纵隔大量积气时可出现胸腺上抬的"翼状征"。

3. **纵隔肿物** 以淋巴瘤、畸胎瘤、淋巴血管瘤、神经源性肿瘤多见。

（吴禹　申屠伟慧　梁宇峰）

### 参考文献

［1］GOO H W. State-of-the-art pediatric chest imaging［J］. Pediatr Radiol, 2013, 43（3）: 261.

［2］BEER M, AMMANN B. Radiological diagnostics of pediatric lungs［J］. Radiologe, 2015, 55（7）: 554-560.

［3］FRUSH D P, DONNELLY L F, CHOTAS H G, et al. Contemporary pediatric thoracic imaging［J］. AJR Am J Roentgenol, 2000, 175（3）: 841-851.

［4］JOSHI P, VASISHTA A, GUPTA M, et al. Ultrasound of the pediatric chest［J］. Br J Radiol, 2019, 92（1100）: 20190058.

［5］TRINAVARAT P, RICCABONA M. Potential of ultrasound in the pediatric chest［J］. Eur J Radiol, 2014, 83（9）: 1507-1518.

［6］HALL E J, BRENNER D J. Cancer risks from diagnostic radiology: the impact of new epidemiological data［J］. Br J Radiol, 2012, 85（1020）:

e1316-e1317.

［7］HALL E J. Radiation biology for pediatric radiologists ［J］. Pediatr Radiol, 2009, 39（Suppl 1）: S57-S64.

［8］GOO H W. Myocardial delayed-enhancement CT: initial experience in children and young adults ［J］. Pediatr Radiol, 2017, 47（11）: 1452-1462.

［9］MEINEL F G, PUGLIESE F, SCHOEPF U J, et al. Prognostic value of stress dynamic myocardial perfusion CT in a multicenter population with known or suspected coronary artery disease ［J］. AJR Am J Roentgenol, 2017, 208（4）: 761-769.

［10］MULLAN C P, MADAN R, TROTMAN-DICKENSON B, et al. Radiology of chest wall masses ［J］. AJR Am J Roentgenol, 2011, 197（3）: W460-W470.

［11］YOUSAF T, DERVENOULAS G, POLITIS M. Advances in MRI Methodology ［J］. Int Rev Neurobiol, 2018, 141: 31-76.

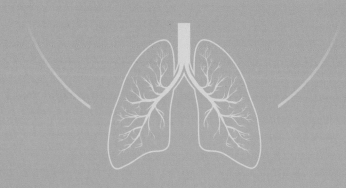

# 第三章
# 肺部超声成像的物理基础

# | 第一节 | 超声成像的物理基础

超声波（ultrasonic wave）是指频率超过人耳感知频率上限（20 kHz）的声波。超声波作为声波的一种，本质上也是机械波，和人耳能够听到的声波具有共同的物理特性。超声波必须经过介质进行传播。超声波在不同介质中具有不同的传播速度。在医学应用中，超声波最常见的传播方式为纵波，即质点振动的方向与声波传播方向一致。超声波作用于人体介质后，同样会发生反射、散射、折射、衰减等效应。本节着重介绍与超声成像、伪像形成、超声生物效应等与医学超声有关的物理原理。

## 一、超声波常用物理量

振幅（$A$）：在介质中传播时，质点离开平衡位置的最大距离，单位为牛顿每平方米（$N/m^2$）。

波长（$\lambda$）：超声波在介质中传播时，具有同样位移的相邻两点完成一个周期的距离，其标准单位是米（m）。

频率（$f$）：1秒内形成完整波质点振动的次数，单位为赫兹（Hz）。频率的倒数为周期。

周期（$T$）：介质质点完成一次全振动，形成一个波长所需的时间，单位为秒（s）。

声速（$c$）：超声波在介质中传播的速度，单位为米每秒（m/s）。声速与波长、频率之间的关系为 $c=\lambda f$，在声速一定时，频率越高，波长越短。对超声波而言，声速取决于介质的密度（$\rho$）和弹性模量（$K$），而不受频率和波长的影响。密度指单位体积内所包含的物质质量；弹性模量指产生单位应变所需要的应力；应力指物体单位面积上所受的力。不同介质中声波传播声速不尽相同（表3-1-1）。通常超声在较硬的介质中传播速度较快，于人体组织中则以在骨骼中的传播速度最快，约为4 080 m/s，而在空气中的传播速度仅为330 m/s，在软组织中平均声速为1 540 m/s。介质中声速的一般规律为：固体中声速＞液体中声速＞气体中声速。由于人体肺内气体较多，所以超声波在肺内的传播速度较慢。

表3-1-1 不同介质中的声速和声阻抗

| 介质 | 声速/m·s$^{-1}$ | 声阻抗/Rayl |
|---|---|---|
| 空气 | 330 | $0.000\,407 \times 10^5$ |
| 水 | 1 480 | $1.476 \times 10^5$ |
| 血液 | 1 571 | $1.656 \times 10^5$ |
| 脂肪 | 1 459 | $1.410 \times 10^5$ |
| 软组织 | 1 540 | $1.524 \times 10^5$ |
| 肌肉 | 1 568 | $1.684 \times 10^5$ |
| 肝 | 1 550 | $1.648 \times 10^5$ |
| 骨骼 | 4 080 | $5.571 \times 10^5$ |

## 二、超声波传播原理

当超声波经过多层介质传播时，声波与各种组织间的相互作用都会遵循声波的传播特性，如反射、折射、散射和吸收等。超声设备根据声波返回所需时间进行深度定位和处理，不同深度和不同组织的超声信息就会转化成不同的图像信号，这就是超声成像的基本原理。

1. 声阻抗（acoustic impedance） 声阻抗是介质的一种声学特性，表示声波从一种介质传播到另一种介质时的能量损耗，其单位为瑞利（Rayl）。声阻抗等于介质的密度与声速的乘积，即：$Z=\rho c$。不同介质的声阻抗不同（表3-1-1）。不同介质的接触面构成声学界面，当构成声学界面的两种介质的声阻抗差＞0.1%时，即可对发射的超声波产生反射。当声学界面的线度大于声波的波长时，称为大界面；当声学界面的线度小于声波的波长时，称为小界面。在界面上，反射的声波能量的比例取决于形成界面的两侧介质的声阻抗差异性。声阻抗差异性越大，反射信号越强，若两侧介质的声阻抗相同，则界面不会产生回声（图3-1-1）。

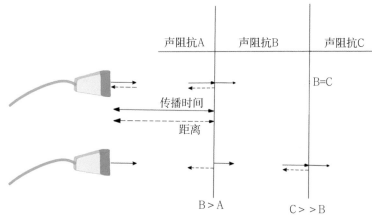

图3-1-1 不同声阻抗介质界面透射信号和反射信号强度的关系

垂直入射时，两介质的声阻抗无差异，则不会发生反射；声阻抗的差异越大，反射回声源的超声波越多。界面的距离可以根据超声波到达界面和返回声源的时间（延迟时间）计算得出。在软组织中，可以这样计算：到界面的距离（mm）=传播时间（μs）×0.77（mm/μs）。

2. **反射、折射和散射** 超声探头向人体软组织发射超声波后，当声波遇到两种不同介质的界面时，一部分超声波能量从界面处改变传播方向返回原介质，称为反射，所形成的反射波称为回声；另一部分超声波能量则向另一介质继续传播，声波方向发生改变，称为折射。散射是指当声波遇到小界面而向多个方向反射的现象。在散射波中，与入射声波反方向的散射称为背向散射。

3. **衰减** 声波在介质中传播时，由于反射、散射、吸收等原因，将会有一部分能量转化成热能或被介质吸收，从而造成声波强度不断减弱，这种现象称为衰减。用于标量介质衰减特征的物理量称为衰减系数（$\alpha$），衰减量等于衰减系数与传播距离和频率的乘积，即衰减量（$dB$）=$\alpha df$，$d$=传播距离，$f$=频率。

声波的衰减取决于声波的频率与介质的特性。高频率的声波衰减明显增大，穿透力减小。可见，声波衰减的特性对临床实践中探头频率的选择具有理论指导意义。由于声波衰减的存在，相同反射系数的声反射界面会因深度的不同，导致换能器接收到的回波信号不同，不能真实地反映所检测组织的回声。为了克服这一缺陷，临床中常根据超声入射组织部位时间长短的不同来调节分段补偿，以达到衰减信号补偿的目的，这称为时间增益补偿（time gain compensation，TGC）。在临床工作中，为了获得均匀清晰的图像，往往会调节机器的TGC曲线。

4. 多普勒效应　在声场中，由于声速与接收器相对运动而使频率发生改变的现象称为多普勒效应（Doppler effect）。频率发生变化的大小称为频移，频移的大小与相对运动的速度成正比，这就是超声诊断中的多普勒原理。在超声诊断中，探头方向保持不变，并向人体内发射超声波，声波遇到血液中的红细胞等运动组织而发生反射、散射等，就会产生频移。通过仪器监测组织的频移及大小，就可获得彩色多普勒信号及运动速度。观察目标的运动、声源和介质等都会影响多普勒效应的具体表现。在超声诊断中，由于新生儿呼吸频率较快，所以要采用相对较高的壁滤波和速度标尺，以减少呼吸运动对彩色多普勒信号的干扰。

## 三、超声成像模式类型和成像原理

### （一）脉冲回声式

超声探头向人体组织发射脉冲超声束后，浅层组织的回声信号先到达探头，转换为电信号，最深部组织的回声最后反射回探头。常分为以下3种类型：

A型：即幅度调制式，又叫一维超声，显示单声束界面回声幅度，主要用于眼科器官径线的测量，以判定其大小。此模式是将回声的强与弱以脉冲波形的幅度显示。

B型：即亮度模式，扫描一个解剖平面并显示二维回声图像。在这一模式中，超声探头在一个切面的各个方向上依次发出和接收超声信号，并将每个方向上的回声信号的强弱映射为亮度显示在屏幕上，并排列起来。

M型：即运动模式，记录朝探头方向来回运动的结构图像，常用于显示心脏各层次的运动。超声探头仅在一个方向上发出和接收超声信号，并将回声信号的强与弱用亮度表示，如此反复进行，将测量结果按时间排列起来，可以得到一幅位移–时间动态曲线。在横膈及肺超声诊断中，可以应用M型超声检测横膈的运动幅度以及观察胸膜随呼吸运动的曲线特征。

**（二）多普勒超声**

多普勒超声技术的原理是超声波的多普勒效应，即散射源面向探头移动时，回波频率会增高，背向探头移动则频率会降低。根据频移的大小计算运动体的速度和方向及其随时间的变化，其曲线称为多普勒频谱。超声波遇到流动的血液时发生反射，反射波被探头接收，经过处理转换成图像输出。多普勒超声分为频谱多普勒和彩色多普勒血流成像（color Doppler flow imaging，CDFI），频谱多普勒又分为脉冲多普勒和连续多普勒。脉冲多普勒由同一组晶片发射脉冲超声波并接收红细胞反射波，由于脉冲波采用距离选通技术，可进行定点血流测定，但其测量的最大血流速度为其脉冲重复频率的一半，因此不能检测高速血流。连续多普勒采用两组晶片，其中一组连续发射超声波，另一组连续接收回波，具有很高速度分辨率，可以检测高速血流，但缺乏距离选通能力，不能进行定位测量。CDFI是在频谱多普勒基础上利用多普勒效应对血流进行显像的技术，把多普勒信号经相位检测、自相关处理、彩色灰阶编码转变为不同色彩，通常朝向探头的血流为红色，背离探头的血流为蓝色，血流速度越快，颜色越鲜亮。能量多普勒是利用红细胞散射能量形成的信号，以彩色编码显示，但是与多普勒效应无关，只与观测到的红细胞浓度相关，可观测到低速血流，但无法分辨血流方向。

**四、超声伪像**

当超声声波穿过人体时，由于超声成像的物理特性，会产生诸多伪像。伪像是声像图上所显示的、但在人体上并不真实存在的组织结构特征。伪像是超声系统固有的、内在的一部分。由于胸部的解剖特点，超声伪像使得胸部超声成像及评估变得尤为困难。一方面，伪像可以扭曲客观存在结构的大小、位置、形态以及回声，导致无法正确或完整地对这些结构成像；同时伪像也可以"无中生有"，显示某些并不存在的结构。另一方面，伪像对于某些疾病的诊断非常重要，不可或缺。当某些位于肺表面或骨性胸廓的特定伪像一旦缺失（如气体的混响伪像、骨组织的声影），即能够帮助检查者诊断特定的疾病（如肺部病变及肋骨的病变）。当伪像出现在某些非常规的部位时，也可以作为诊断标准，如胸膜腔内出现气体的混响伪像即可做气胸的诊断。

**（一）灰阶超声伪像**

1. 声束伪像

（1）混响伪像（多重反射伪像） 超声波遇到体内平滑大界面时，部分声能量返回探头表面之后，又从探头的平滑面再次反射，第二次进入体内。超声波在组织与气体边界处几乎发生全反射，从而形成混响伪像。二者间的边界成为强反射界面，该界面将声波反射回探头表面，然后在探头表面再次被反射，传播至组织与气体的边界，如此反复，形成多重反射伪像。根据声波传播至界面的时间不同，组织与气体边界处的多次反射回波信号会沿声波传播方向在图像的深方显示，位于深方的回声强度减弱。在一般实质脏器成像时，由于第二次反射进入体内的声波强度明显减弱，其微弱二次图形叠加在一次图形中，不被察觉；但如大界面下方为较大液性暗区时，此微弱二次图形可在液区的前壁下方隐约显示。

（2）镜面伪像 镜面伪像是强反射界面处入射角依赖性声波反射现象，必须在大而光滑的界面上产生，常见于横膈附近，声束入射到横膈表面偏转反射至组织内，在组织内遇到反射体发生反射，背向返回横膈并再次被反射回到超声探头。此时在声像图上所显示者，为镜面深部与此靶标距离相等、形态相似的声像图。连同声束整体扫查时会与该靶标的实际图形一并显示。一个实质性肿瘤或液性暗区可在横膈的两侧同时显示。较横膈浅的一处为实影；深者为虚影或镜像。形成图像显示的结构总是位于超声声束的轴向位置，显示在实际反射体轴向位置的远端。

（3）边缘声影/侧壁回声失落 入射角较大时，界面处出现折射或衍射，反射声束转向其他方向不回到探头，则产生回声失落现象。当声束平面或声束角度改变，这种伪像会消失。这种伪像出现在声束倾斜入射至反射体表面，是强反射界面处所致的声波折射和衍射。当囊肿或肿瘤外周包以光滑的纤维薄包膜时，超声常可清晰地显示其细薄的前、后壁，但侧壁不能显示，这是由于声束在侧壁的入射角过大而致使侧壁回声失落。

**2. 由回声强度改变所致的伪像**

（1）后壁增强效应　声束在传播过程中必然随深度的增加而不断衰减，为使声像图显示深浅均匀，故仪器采用了深度增益补偿（depth gain compensation，DGC）调节系统。后壁增强效应是指在常规调节的DGC条件下产生的图像，而不是声能量在后壁被其他任何物理能量所增强的效应。DGC调节与软组织衰减的损失一致时，获"正补偿"图。而在整体图形正补偿，但其中某一小区的声衰减特别小时，如液区，则回声在此区的补偿过大，成"过补偿区"，其后壁亦因补偿过高而较同等深度的周围组织明亮得多，这种即为后壁增强效应。此效应常出现在囊肿、脓肿及其他液区的后壁。有些小肿瘤如小肝癌、血管瘤的后壁，亦可略见增强。

（2）声影　指在常规DGC正补偿调节后，在组织或病灶后方所显示的回声低弱甚或接近无回声的平直条状区，这是声波在传播过程中遇到较强衰减体时所造成的。如前所述，衰减由多种因素形成。高反射系数物体（如气体）后方与高吸收系数物体（如骨骼、结石、瘢痕）下方均会产生声影；兼具高反射及高吸收系数者声影更明显。上述情形会妨碍深方结构的显示。

**3. 切面厚度伪像**

切面厚度伪像又称部分容积效应，是指病灶尺寸小于声束束宽，或虽然大于束宽，但部分处于声束内时，病灶回声与周围正常组织回声重叠所形成的伪像。这种现象多见于小型液性病灶，如小型肝囊肿因部分容积效应，其内部常可显示细小回声（是周围肝组织回声重叠效应），而难以与实质性肿块鉴别。当超声声束倾斜地入射到两个声阻抗差较大的强反射界面时，形成的边界层回声会明显增厚，甚至部分模糊并且扭曲。这种现象会造成胸膜、横膈增厚或存在病变的假象，也会造成血管内血栓或沉积物的假象。

**4. 其他伪像**

（1）彗星尾征　彗星尾征也称多次内部混响，是超声波在器官组织的异物（如节育器、胆固醇结晶）内来回反射直至完全衰减时所形成的伪像，表现在声像图上为特征性的"彗星尾"，即节段性的逐渐衰减的强回声带，一个小节段就是一次反射。

（2）振铃效应　振铃效应又名声尾，是声束在传播过程中，遇到一层甚薄的液体层，且液体下方有极强的声反射界面时所产生的效应，多见于胃肠道及肺部。当气体与软组织或液体间的声反射系数在99.9%以上时，绝大部分的入射声束会返回，在经过薄层液体前壁时，声束会再被反射，如此来回多次反射。这种多次反射发生在一个薄层小区内，每往复一次，其声能都会略有降低。随着反射次数的增加，声能降低亦渐显著。声像图上常见到长条状、多层重复纹路分布的亮带，振铃效应的亮带常超越声像全长，抵达更远处。

### （二）彩色多普勒伪像

1. 整体增益，背景噪声，脉冲重复频率，壁滤波　整体彩色增益不足或设置不当会导致实际上存在的血流不能被显示（增益过低）或出现大量彩色编码信号所致的"染色过度"，实际不代表血流信号而仅仅是背景噪声（信噪比过低）。

对于管径细小、低流速的血管，应选择较低的脉冲重复频率（pulse repetition frequency，PRF），以防止微弱的血流信号被忽略。当要观察大动脉的时候，可能需要提高PRF或降低整体增益。对于频谱多普勒的调节也是如此。同样，壁滤波的选择也需调节，以防止低速或微弱的血流信号被"滤过"。

2. 方向伪像　方向伪像严格来说并不是真正的伪像，只是彩色多普勒血流方向编码的一种具体表现。如果同一根血管同时具有朝向探头和背离探头的血流流向（如血管走行弯曲），红色和蓝色的血流信号就会出现在同一根血管内。血流方向的变化点位于两种颜色交界处，这个交界处区域为黑色，是因为该处没有血流信号填充。

3. 混叠伪像　当局部血流速度高于所选择的PRF值时，即出现混叠伪像。这种现象显示为两种颜色血流间移行区的"马赛克"样彩色血流，在频谱多普勒，高于最高流速标尺的频谱部分会被"截掉"，并显示在相反的方向。混叠伪像往往提示血管高度狭窄，局部血液湍流。通过提高CDFI及频谱多普勒的PRF值，将有助于减少混叠伪像。

4. 运动伪像　相对超声探头的组织运动会造成明显的"频移"，也会产生彩色多普勒信号。运动伪像的持续叠加会干扰血流显示，特别是靠近心脏和血管的区域尤为显著。

### 五、胸部超声物理基础

因为存在强反射结构（骨骼、充气的肺组织），胸部超声的伪像会较腹部超声多。在骨组织中，超声波的能量几乎被完全吸收。因此，远场的超声波完全消失，形成声影。胸部超声检查时，超过99%的声波在胸膜与肺内气体形成的第一个界面即被反射，因此，通过超声并不能观察深在的肺组织。只有当表面的肺组织出现改变并形成特定的物理变化时，才可能通过超声观察肺组织。

经腹部超声可以观察到大部分的横膈（右侧通过肝脏作为声窗，左侧通过脾脏作为声窗）。由于声阻抗差比较大以及存在散射现象，声像图显示的横膈厚度大于实际解剖厚度。因为无法获得满意的声束入射角，所以超声无法通过肋间扫查清晰地显示横膈的中央位置。此外，侧方声影也限制了横膈的扫查，会出现回声的连续性中断，因此需要通过其他切面进行补充扫查。

一方面，由于胸部特定的解剖特点，超声成像系统产生的伪像使得胸部超声扫查及评估存在困难；另一方面，骨性胸廓或肺表面特定伪像的缺失，使得应用超声评估肺实质或骨组织有可能作为某些肺及胸部疾病诊断的方法。伪像也可作为诊断标准，如胸膜腔出现气体伴多重反射伪像即可诊断气胸。

## ｜第二节｜肺超声成像的基本原理

超声成像的基础是回声的产生和显示，而回声强度取决于人体组织内部的界面构成及其声学特性。前文已经提到超声波在人体组织不同介质中的声速和声阻抗是有很大差异的，声波在传播中，会发生衰减、吸收、反射和折射等一系列的交互作用。当超声波遇到气体时，会完全反射，遇到液体时，则会进一步向深部组织穿透。由于肺泡内充满气体，所以对正常肺进行检查时，会产生全反射，所以在传统超声的临床工作中，肺都被认为是超声检查的"禁区"。以往对于肺部的伪像，我们一直无法理解，但是随着技术的探索和经验的积累，肺部超声的检查恰恰是利用这些伪像来实现诊断的，现在已成为我们不断了解和熟悉肺部病理变化的一种工具。混响伪像和振铃伪像奠定了肺部超声诊断基础。在临床应用中，我们就是利用混响伪像（A线）和振铃伪像（B线）对肺部疾病进行超声诊断与鉴别诊断的。

## 一、A线形成的基本原理

在正常情况下，壁胸膜与脏胸膜紧密贴合，两层胸膜非常薄，紧贴胸壁软组织深部，二维超声难以显示。但是脏胸膜下面是含气的肺脏，两者之间声阻抗差极大，声波在此界面全反射形成高回声线，称为胸膜线。全反射的声波返回探头表面，又再次折返到胸壁组织及胸膜，一直来回振荡，直到能量完全衰减。这种声波在两个界面之间多次反射的现象即为混响伪像。混响伪像产生的条件是超声垂直照射到平整的界面，如胸壁、腹壁。在超声声像图上表现为多条与胸膜线相平行的高回声横线，彼此间距相等，其距离为探头到胸膜的距离，这些高回声线即为A线（图3-2-1）。存在A线提示为含气的正常肺组织。

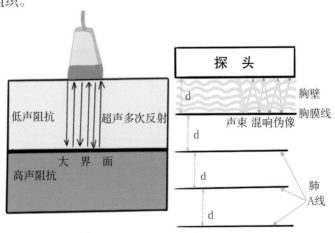

图3-2-1　A线形成原理示意图

## 二、B线形成的基本原理

在肺组织或气体表面边界处，常常能够观察到小的彗星尾征，它们表现为点状强回声伴后方的窄带状强回声。其形成机制尚存在争议，其中一种学说认为，这是两个距离非常近的反射界面所形成的多重反射以及在非常薄的软组织内出现的共振现象（如增厚的肺泡隔间质，周围被气体包绕形成强的回声效应）。除了空气和其他微气泡外，另一个常引起彗星尾征的来源是金属异物。出现在肺中的彗星尾征被称为B线。声波遇到含气肺表面时，出现大量该伪像，则提示肺间质病变，如肺间质水肿、肺挫伤或肺炎等。少数情况下，肺间质纤维化也可出现同样的表现。目前多数学者认为B线产生的机制为振铃伪像。振铃伪像是一种特殊的彗星尾征，属于混响的一种，也是由于存在强反射界面，超声波来回多次反射而形成。与形成A线的混响伪像不同，振铃伪像发生于小界面，如若干微气泡包裹的极少量液体，声束在界面中来回反射，产生很长的条状高回声线。当肺间质水肿或部分肺泡水肿时，由于肺泡内空气与周围组织或液体之间存在明显的声阻抗差异，超声波在肺泡界面就会产生无数来来回回的声束，这些声束反射回探头就产生振铃伪像（图3-2-2）。在早期文献中，B线被定义为激光样垂直分布的高回声多重反射伪像，源于胸膜线，向屏幕图像深方延伸，无衰减，且随呼吸与肺组织同步上

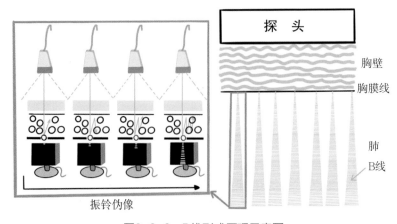

图3-2-2　B线形成原理示意图

下移动，会遮挡A线。在某一区域的扫查中，若纵断面扫查邻近两个肋骨之间的肺野范围内出现3条或以上的B线即可认为该区域检查结果为阳性。需要注意的是，局限的孤立或多发B线在正常肺组织中也可以出现。局灶分布的肺泡间质综合征超声表现可见于多种病理情况，如肺炎、肺不张、肺挫伤、肺梗死、肺占位等。

## 三、肺实变与肺不张形成的原理

正常肺脏富含大量气体，超声波难以穿透。当肺实变或肺不张时，肺组织内气体消失，被病理性液体或组织替代，且这些病变区域达到胸壁或横膈时，超声波在此区域的传导特性明显增强，病变可以被超声波束直接穿透，从而显示肺内组织结构。当在不均匀的"肺实变样"组织内存在多个点状或支气管样的线状高回声时，则提示相应肺组织区域的支气管或肺泡内存在残留气体，此即为支气管充气征。支气管充气征可以是静态的，也可以是动态的。肺实变时，肺容积被液体或组织填充，支气管可保持正常的形态，多见动态支气管充气征；肺不张时，肺容积会下降，可使相应区域内分支支气管聚拢到较小空间，多见静态支气管充气征。所以在临床应用中，支气管充气征可用于鉴别肺炎、肺肿瘤或肺不张等多种疾病。

（陈金卫　刘晓）

## 参考文献

［1］吕国荣，杨舒萍. 肺部急重症超声［M］. 北京：北京大学医学出版社，2018：26-27.

［2］刘敬，曹海英，程秀永. 新生儿肺脏疾病超声诊断学［M］. 郑州：河南科学技术出版社，2013：19-20.

［3］（美）格伯哈特·马西斯（Gebhard Mathis）. 胸部超声学：第3版［M］. 崔立刚，译. 北京：北京大学医学出版社，2016：171-181.

［4］DEXHEIMER NETO F L，DALCIN PDE T，TEIXEIRA C，et al.

Lung ultrasound in critically ill patients: a new diagnostic tool [J]. J Bras Pneumol, 2012, 38 (2): 246-256.

[5] 张武. 现代超声诊断学 [M]. 北京：科学技术文献出版社, 2008.

[6] VOLPICELLI G, MELNIKER L A, CARDINALE L, et al. Lung ultrasound in diagnosing and monitoring pulmonary interstitial fluid [J]. Radiol Med, 2013, 118 (2): 196-205.

[7] LOVRENSKI J. Lung ultrasonography of pulmonary complications in preterm infants with respiratory distress syndrome [J]. Ups J Med Sci, 2012, 117 (1): 10-17.

[8] CHEN S W, ZHANG M Y, LIU J. Application of lung ultrasonography in the diagnosis of childhood lung diseases [J]. Chin Med J (Engl), 2015, 128 (19): 2672-2678.

[9] BLÜTHGEN C, SANABRIA S, FRAUENFELDER T, et al. Economical sponge phantom for teaching, understanding, and researching A- and B-line reverberation artifacts in lung ultrasound [J]. J Ultrasound Med, 2017, 36 (10): 2133-2142.

# 第四章
# 小儿肺部超声检查方法
# 与肺超声常见征象及术语

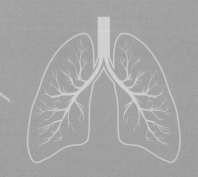

# | 第一节 | 小儿肺部超声检查方法

## 一、适应证

超声检查既往在肺部疾病的应用主要是评估有无胸腔积液及胸腔积液穿刺定位。随着成像技术的发展及临床应用证据的不断增多，近年来超声在肺部疾病的应用范围越来越广泛，儿童胸壁较薄，更适合超声检查。主要适应证如下：

（1）有呼吸道症状，怀疑肺部疾病的患儿。超声检查可作为X线的重要补充。

（2）新生儿以呼吸困难入院者。怀疑新生儿呼吸窘迫综合征的高危患儿可在首次检查后每2～4小时复查1次，直至排除该病或明确诊断。

（3）接受外源性肺泡表面活性物质（pulmonary surfactant，PS）治疗的呼吸窘迫综合征患儿。可在给予PS后每2～4小时复查1次，直至撤机。

（4）接受呼吸机治疗者。根据临床需要随时复查超声，直至撤机。

（5）已经明确诊断肺炎等肺部疾病者。可根据病情定期复查或随访。

（6）怀疑先天性肺发育畸形者。

（7）肺部创伤。

## 二、仪器设备

一般彩超仪器均可用于肺超声检查。常用探头为线阵7.5～12 MHz、凸阵3～5 MHz。根据患儿年龄及病变位置选择不同的探头。在满足穿透力的条件下，应尽量使用高频线阵探头，因为其分辨率更好。对于新生儿，建议使用频率为9 MHz以上的高频线阵探头。当患儿较胖或病变位置较深时，降低线阵探头频率或转换为低频凸阵探头，并根据需要进一步调节探头的频率，以提高图像的分辨率及血流的敏感性。因肺脏为含气器官，设置仪器的输出功率时要考虑到声波的机械效应对肺组织的损伤，调低输出功率，机械指数

（mechanical index，MI）<0.6较适宜。

超声图像模式选择包括二维超声、M型超声、CDFI或能量多普勒超声。①二维超声：这是最重要和最常用的模式，大多数小儿肺部疾病可以通过二维超声诊断；②M型超声：有助于观察肺滑动征，判断有无气胸的可能性；③CDFI或能量多普勒超声：可用于评估肺实变区的血流灌注情况或区分支气管充液征和血管。

### 三、检查前准备

较大儿童无须特殊准备。小婴儿须在安静状态下检查，对于哭闹剧烈不能配合检查者，须镇静催眠后再检查。尽量减少对患儿的不良刺激，注意保暖，并预热耦合剂。高危、重症及正在接受呼吸机治疗的患儿建议床边检查。检查前后需注意手卫生，并在完成检查后使用专用消毒卫生湿巾清洁探头，避免医源性感染和交叉感染。

### 四、检查体位

通常采用平卧位与坐位结合检查，不能坐位检查者也可以取平卧位或半卧位。检查时手臂外展或上举，以便检查前胸壁和侧胸壁。新生儿和婴幼儿背侧检查可采用侧卧位。

### 五、检查分区

通常以胸骨旁线、腋前线、腋后线、后正中线为界将一侧肺脏分为前、侧、后3个区域，即双肺被分为6个区；为避免检查遗漏，还可再以两乳头连线为界，将每侧肺脏分成上、下2个区，从而将双肺分成12个区（图4-1-1）。为便于标识和描述病变部位，实际操作中可采用R/L1-6分区标记法，即R表示右肺（R1：右前上，R2：右前下，R3：右侧上，R4：右侧下，R5：右后上，R6：右后下）；L表示左肺（L1：左前上，L2：左前下，L3：左侧上，L4：左侧下，L5：左后上，L6：左后下）。注意：12个区中的每一区都应全面扫查，以确保全面覆盖双肺，尽可能降低遗漏病变的概率。

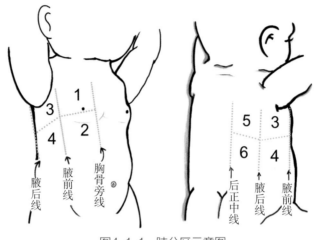

图4-1-1　肺分区示意图

## 六、检查手法

检查时探头必须垂直胸壁放置，并以垂直或平行肋骨的方向移动。检查必须遵循一定的程序以避免遗漏检查区域。扫描下缘必须到达肋膈角，确保全肺完全检查，并区分腹腔内以及胸腔内病变。整个过程注意动态观察，纵向扫查与横向扫查相结合，必要时经胸骨上窝与剑突下补充扫查。检查动作应当轻柔，幅度不宜过大、过猛，仔细确认深部组织是否存在可疑病灶，尤其注意双肺底部。常用检查手法如下（图4-1-2）。

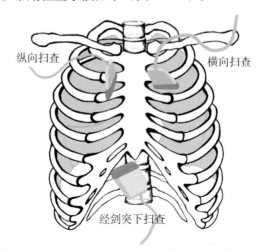

图4-1-2　常用检查手法：纵向扫查、横向扫查、经剑突下扫查

1. 纵向扫查　将探头沿人体纵轴从身体中线滑动到侧面。此法在扫查中最重要和最常用，亦是保证检查准确、可靠的关键。

2. 横向扫查　即探头沿肋间隙平行走向逐一肋间扫查双肺所有区域。与纵向扫查法相比，横向扫查更易发现局限于单一肋间隙胸膜下的小范围肺实变。

3. 经剑突下扫查　将探头置于剑突下方，向右上或左上略倾斜，分别借助肝脏或脾脏作为声窗观察双肺底部。

4. 纵向静置探头观察　将探头纵向置于胸壁，静置探头不动，观察肺与脏胸膜随呼吸运动上下移动的幅度，即肺滑动征。

肺部检查应遵循一定的顺序，以实现对双肺的全面扫查，避免因骨骼的遮挡而导致漏诊。一般顺序是先前胸，即胸骨旁线到腋前线；再侧胸，即腋前线到腋后线；然后后胸，即腋后线到后正中线。前胸、侧胸与后胸均以两乳头水平连线分为上下两部分进行检查，先上后下。检查手法为先纵向扫查后横向扫查。两侧肋膈角部位需重点观察，该区域最易发现胸腔积液。

## 七、图像存储与报告

根据分区，每个区留存纵向、横向静态及动态图，并应用M型超声留存肺滑动征。存储静态图像和动态视频（动态视频持续时间至少应包括一个呼吸周期），可疑肺脏病变部位须另外存图，并清晰标注。

文献报道了肺部超声报告书写的多种格式。全面记录每个区域的检查结果有助于构建病灶完整信息，记录仪器设置、探头和患者基本信息，有助于疾病的监测、比较和诊断。图4-1-3显示了一种肺部超声检查的详细评估和报告格式。

## 肺部超声检查

| 右 | | | | | 左 | |
|---|---|---|---|---|---|---|
| 后面 | 侧面 (腋窝~横膈膜)(AAL~PAL) | 前面 (胸骨~AAL)(锁骨~横膈膜) | IC(4) / ICS | 前面 (胸骨~AAL)(锁骨~横膈膜) | 侧面 (腋窝~横膈膜)(AAL~PAL) | 后面 |
| • (1) AAL = 腋前线<br>• (2) PAL = 腋后线<br>• (3) ICS = 肋间隙<br>• (4) IC = 锁骨下区 | □肺滑动 □胸膜线 | □肺滑动 □胸膜线 | IC(4) | □肺滑动 □胸膜线 | 姓名: 性别:<br>年龄: 检查时间:<br>住院号: 检查号: | |
| | □肺滑动 □胸膜线 | □肺滑动 □胸膜线 | ICS 2 | □肺滑动 □胸膜线 | | |
| 脊椎旁 | □肺滑动 □胸膜线 | □肺滑动 □胸膜线 | 3 | □肺滑动 □胸膜线 | □肺滑动 □胸膜线 | 脊椎旁 |
| | □肺滑动 □胸膜线 | □肺滑动 □胸膜线 | 4 | □肺滑动 □胸膜线 | □肺滑动 □胸膜线 | |
| | □肺滑动 □胸膜线 | □肺滑动 □胸膜线 | 5 | 检查所见 | □肺滑动 □胸膜线 | |
| 肩胛下区 (脊椎~PAL)(肩胛下线~横膈膜) | □肺滑动 □胸膜线 | 病史资料 | 6 | | □肺滑动 □胸膜线 | 肩胛下区 (肩胛下线~横膈膜) |
| □肺滑动 □胸膜线 | | | 7 | | □肺滑动 □胸膜线 | □肺滑动 □胸膜线 |
| □肺滑动 □胸膜线 | 机器与探头型号 | | 8 | 超声诊断 | | □肺滑动 □胸膜线 |
| □肺滑动 □胸膜线 | | | 9 | | | |
| 肺上叶<br>肺中叶<br>肺下叶 | 参数设置 | | 10 | | 医生签名 | |
| | | | 11 | | | |

图4-1-3 肺部超声检查报告示例

# ┃ 第二节 ┃ 肺超声常见征象及术语

肺脏是一个含气的器官，被胸骨遮挡，如前文所述，容易产生伪像，而肺部疾病的超声诊断也有赖于这些伪像。因此，肺部超声检查具有一定的特殊性，一些特定肺部超声征象有特定的术语。在学习肺部超声检查以前，应先熟悉这些超声征象及术语。

## 一、正常肺超声征象及术语

1. **胸膜线（pleural line）** 胸膜线是因胸膜-肺表面之间声阻抗的差异而形成的强回声反射线（图4-2-1）。胸膜线正常情况下是规则的，薄且光滑，厚度不超过0.5 mm。如胸膜线模糊、不规则、连续性中断或缺失等，均为异常。此外，临床实践中很少单独测量其厚度，目前也没有对胸膜线厚度的正常值达成共识。

2. **A线（A-line）** 胸膜线后方一系列水平的、与胸膜线平行的、重复等距的线性高回声为A线，其间距等于皮肤到胸膜线的距离（图4-2-1）。A

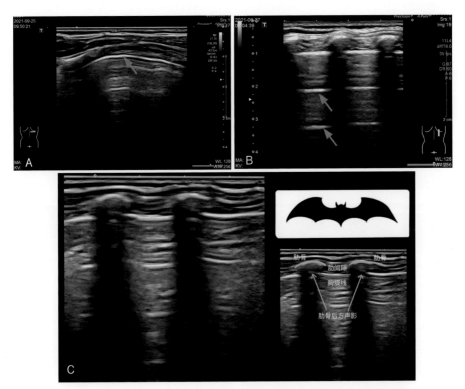

A. 胸膜线（箭头所示）；B. A线（箭头所示）；C. 蝙蝠征（箭头所示）。

图4-2-1 正常肺超声表现

线是肺部的一种混响伪像，由超声波在探头与肺表面-脏胸膜之间的多次反射形成。A线的数量、回声与超声仪器设置的深度（depth）相关，扫查深度越深，声像图上的A线越多，远场A线回声越弱。

3. 蝙蝠征（bat sign） 以探头长轴垂直于肋骨对正常人行肺部超声检查时，显示像蝙蝠样的征象称为蝙蝠征，相邻的两根肋骨高回声及后方声影组成蝙蝠的"翅膀"，胸膜线为蝙蝠的"身体"（图4-2-1）。蝙蝠征是对正常肺部超声表现的一种描述。

4. 肺滑动征（lung sliding） 在实时超声下，脏胸膜与肺表面界面的线状强回声随呼吸运动相对于壁胸膜与胸壁的上下移动，称为肺滑动征。

5. 肺搏动征（lung pulse） 在实时超声下可见胸膜线与心脏搏动同步，这种现象称为肺搏动征。当严重肺水肿、肺实变范围较大、程度较重且靠近心脏边缘时，肺搏动征增强。

6. 沙滩征（sea shore sign） M型超声模式下，胸壁各层组织表现为平行于探头表面的直线，形似海水，胸膜下的肺实质形成细颗粒状的回声，形似海岸的沙子，整个声像图类似沙滩，称为沙滩征（图4-2-2）。其产生机制同肺滑动征，是由脏胸膜及肺组织随呼吸相对于壁胸膜及胸壁的运动所形成。

7. Z线（Z-line） Z线是起源于胸膜线的短而垂直的高回声线，其不会到达屏幕边缘（图4-2-3）。它是一种彗星尾征，常见于正常人肺部，一般认为没有临床意义。

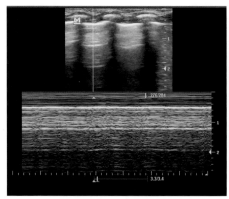

图4-2-2 沙滩征

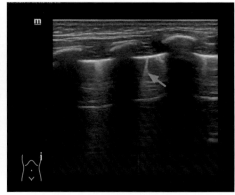

图4-2-3 Z线（箭头所示）

8. 窗帘征（curtain sign） 在肋膈角处，呼气时可以看到上腹部脏器（左脾右肝）、吸气时充气的肺组织向下移动将其遮挡，像拉开窗帘一样的征象。

## 二、异常肺超声征象及术语

1. B线（B-line） B线为起自于胸膜线的一种束带状强回声，垂直于胸膜线。它们呈放射状，延伸至肺野深部而不会衰减，同时掩盖A线，并随肺滑动同步移动。B线是超声波遇到肺泡气液界面引起的振铃伪像。B线与肺叶间隔的增厚和肺血管外肺含水量增加有关，可反映肺泡与肺间质内水分的增多及增多的程度。正常肺上下两肋骨之间常可见少于3条B线孤立存在，尤其在侧后肺区（图4-2-4）。两条B线之间的距离可能与病理改变相关：＜3 mm提示肺泡水肿，＞7 mm表示存在肺间质水肿（图4-2-5）。应用B线诊断肺部疾病，需结合B线的数量、分布特征及临床资料综合考虑。

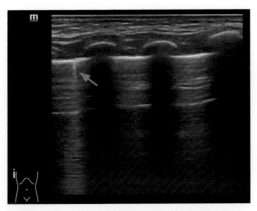

图4-2-4 孤立存在的B线（箭头所示）

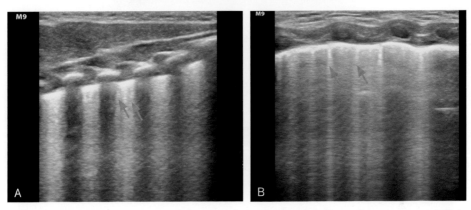

A. 肺泡水肿，B线间距＜3mm（箭头所示）；B. 肺间质水肿，B线间距＞7mm（箭头所示）。

图4-2-5 肺泡水肿和肺间质水肿

2. 融合B线（confluent B-line）和肺泡间质综合征（alveolar-interstitial syndrome，AIS） 当探头垂直于肋骨扫查时，两肋之间的肋间隙充满B线（B线相互融合且难以区分计数），同时肋骨声影仍清晰显示，这种B线称为融合B线（图4-2-6）。若任一肺野里有连续2个以上肋间隙存在融合B线，则称为肺泡间质综合征（图4-2-7）。肺泡间质综合征常见于累及肺泡与肺间质的疾病，包括急性呼吸窘迫综合征、肺炎、肺水肿等。B线的数量越多，说明肺内液体越多，融合B线和肺泡间质综合征均为肺内液体较多的肺部声像图表现。

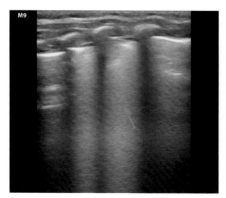 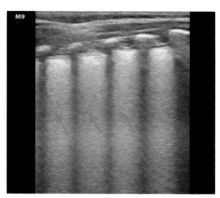

图4-2-6　融合B线
肋间隙充满B线（箭头所示）。

图4-2-7　肺泡间质综合征
连续2个以上肋间隙存在融合B线（箭头所示）。

3. E线（E-line）　E线与A线类似，为混响伪像，与A线不同的是，E线起源于皮下气肿区域或肺气肿时的胸膜线，较正常胸膜线浅表（图4-2-8）。皮下气肿时，由于局部超声波完全反射，所以后方胸膜线和蝙蝠征消失。

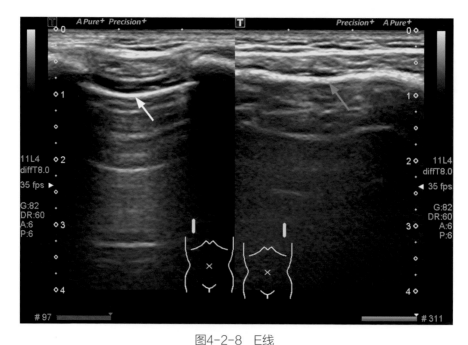

图4-2-8　E线
右侧肺气肿患儿，图中黄色箭头所示为E线，白色箭头所示为正常胸膜线，E线较正常胸膜线浅表。

4. **肺实变（lung consolidation）** 在某些病理情况下，肺组织呈现类似肝脏实质软组织回声改变，此称为肺实变（图4-2-9）。由于各种原因造成的肺内气体消失，大量的液体或渗出物充填于肺泡腔内，肺组织呈实质性改变，质地如肝脏，也称肝样变。常见于肺炎、肺不张、肺挫伤、肺梗死和肺占位性病变等。

5. **支气管充气征（air bronchogram）** 支气管充气征是肺实变过程中出现的一种超声征象，其超声图像上表现为在实变肺组织内显示散在点或线条样强回声（图4-2-9），其产生的原因是在实变肺组织的支气管或细支气管内气体未完全吸收，超声波遇到气体产生全反射。依据支气管内气体是否随呼吸运动而动态变化，可分为静态支气管充气征和动态支气管充气征。动态支气管充气征说明病变肺组织与其他肺组织是相通的，可以鉴别肺实变与肺不张，肺不张时支气管阻塞，不与外界相通。

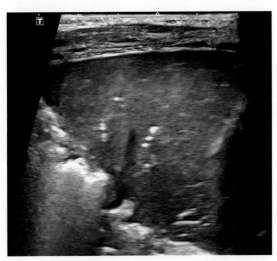

图4-2-9 肺实变
支气管充气征（箭头所示）。

6. **碎片征（shred sign）** 肺实变时实变的肺组织和正常充气肺泡交界的区域出现碎片样的不规则强回声斑。这是由于邻近正常充气肺泡的肺组织内含水量增加，气体减少，而又未完全实变，气体强回声与周围实变肺组织一起形成了碎片征（图4-2-10）。常见于肺炎。

7. **肺点（lung point）和双肺点（double lung point）** 国内外早期关

于肺超声的文献均认为肺点是气胸的特异性征象，随着呼吸运动，在实时超声下肺滑动存在与无肺滑动交替的点称为肺点（图4-2-11）。肺点可作为气胸时气体边界的定位，但不是所有气胸都能显示肺点。在针对新生儿湿肺的超声诊断的文献中，有研究者又提出了"双肺点征"的概念，认为新生儿湿肺时上肺通气良好，超声表现为A线，而下肺通气差，超声表现为B线，上、下肺区存在明显的边界，因为这种超声征象在双肺同时存在，故称为"双肺点征"。结合以上文献，笔者认为"肺点"只适用于气胸、"双肺点"只适用于新生儿湿肺的观点太局限，或许可以拓展其定义为由于不同分区肺脏病

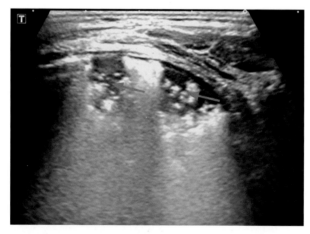

图4-2-10 碎片征（箭头所示）

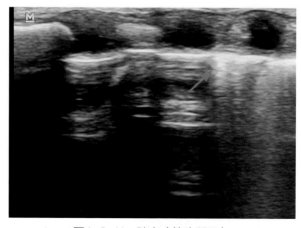

图4-2-11 肺点（箭头所示）

变的严重程度和/或性质存在差异，不同病变程度或性质的肺区之间的分界点即为肺点。

8. 平流层征（stratosphere sign） 气胸时，由于气体进入胸膜腔，壁胸膜和脏胸膜分离，胸膜腔的气体遮挡了脏胸膜与肺，不能显示其相对于壁胸膜及胸壁的运动，肺滑动征消失。M型超声下细颗粒样的回声被一系列平直的平行线所取代，这种超声图像被称为平流层征或条形码征（图4-2-12）。

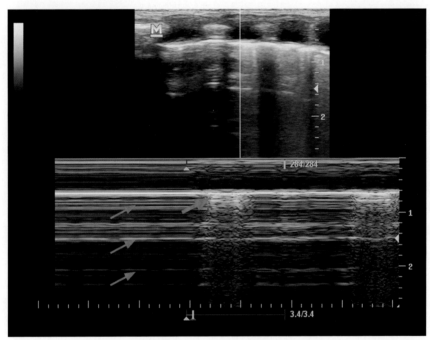

图4-2-12 气胸M型超声

平流层征（细箭头所示）；肺点（粗箭头所示）。

（黄岚 于红奎）

参考文献

［1］中华医学会儿科学分会围产医学专业委员会，中国医师协会新生儿科医师分会超声专业委员会，中国医药教育协会超声医学专业委员会重症超

声学组，等. 新生儿肺脏疾病超声诊断指南［J］. 中国当代儿科杂志，2019, 21（2）: 105-113.

［2］LIU J, COPETTI R, SORANTIN E, et al. Protocol and guidelines for point-of-care lung ultrasound in diagnosing neonatal pulmonary diseases based on international expert consensus［J］. J Vis Exp, 2019（145）: 1-20.

［3］SHARMA D, FARAHBAKHSH N. Role of chest ultrasound in neonatal lung disease: a review of current evidences［J］. J Matern Fetal Neonatal Med, 2019, 32（2）: 310-316.

［4］BOBILLO-PEREZ S, GIRONA-ALARCON M, RODRIGUEZ-FANJUL J, et al. Lung ultrasound in children: what does it give us?［J］. Paediatr Respir Rev, 2020, 36: 136-141.

［5］HEW M, TAY T R. The efficacy of bedside chest ultrasound: from accuracy to outcomes［J］. Eur Respir Rev, 2016, 25（141）: 230-246.

［6］KRAFT C, LASURE B, SHARON M, et al. Pediatric lung abscess: immediate diagnosis by point-of-care ultrasound［J］. Pediatr Emerg Care, 2018, 34（6）: 447-449.

［7］BENALI ZEL A. Pulmonary hydatid cyst in a child of 11 years detected by ultrasound lung［J］. Pan Afr Med J, 2013, 16: 137.

［8］ÑAMENDYS-SILVA S A, GARRIDO-AGUIRRE E, ROMERO-GONZÁLEZ J P, et al. Pulmonary ultrasound: a new era in critical care medicine［J］. Ultrasound Q, 2018, 34（4）: 219-225.

# 第五章
# 小儿肺部疾病

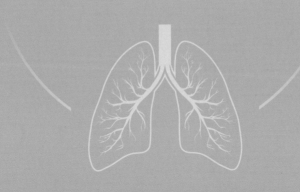

# 第一节 先天性肺发育畸形

先天性肺发育畸形（congenital lung malformations，CLMS）是一组气道、肺实质及肺血管发育异常的先天性疾病，包括先天性肺气道畸形、肺隔离症、支气管源性囊肿等，其中先天性肺气道畸形最常见。超声因其便捷、无辐射、可重复的特点，已成为产前诊断先天性肺发育畸形的首选检查方法，也可作为婴幼儿时期诊断该病的手段，是CT、MRI检查的有益补充。

## 一、先天性肺气道畸形

【疾病概述】

▲ 概念

先天性肺气道畸形（congenital pulmonary airway malformation，CPAM），是肺局部发育不全，肺组织结构紊乱，终末细支气管过度生长，进而形成的多囊性不成熟的肺泡组织，既往称为先天性肺囊性腺瘤样畸形（congenital cyst adenomatoid malformation，CCAM），发病率1∶35 000～1∶25 000，占先天性肺内病变的25%。

▲ 病因及病理机制

发生于胚胎发育的第7～10周，病因为细支气管过度增生，抑制肺泡生长，进而肺泡发育不全，最后形成与正常支气管相交通的先天性肺囊性畸形，一般由肺循环供血。组织学上以支气管样气道异常增生，缺乏正常肺泡为特征。

CCAM根据病理分为Ⅰ型、Ⅱ型、Ⅲ型3种类型，2002年CPAM又新增了2种病理类型，分为0～4型，其中1～3型与先前的CCAM Ⅰ～Ⅲ型对应。0型：肺泡发育不良，罕见；1型：大囊型，最常见，占比50%～70%，发生于近端支气管和细支气管肺泡，以单叶肺多见，囊肿直径2～10 cm；2型：中囊型，占比20%～25%，发生于中端支气管肺泡，以单叶肺多见，囊肿直径0.5～2 cm；

3型：小囊型，占比5%～10%，发生于细支气管和肺泡管，多数累及整个肺叶，囊肿直径＜0.5 cm；4型：外周型，占比约10%，发生于远端肺泡，以单叶肺多见，囊肿直径多较大。

▲ 临床表现

胎儿期：往往于妊娠第18周以后在超声检查中发现，可伴有羊水过多、胎儿肺水肿。

婴幼儿期：一般可无症状，如有症状，多数于出生后6个月内出现呼吸窘迫、呼吸困难，甚至发绀，有时可出现呼吸道感染症状。少数至儿童期反复出现发热、咳嗽及肺部感染等症状。

不同类型患儿临床表现不尽相同：0型患儿主要表现为肺组织不充气，常合并其他畸形，如心血管畸形、肾发育不全、局部皮肤发育缺陷等；1型患儿在新生儿期主要表现为呼吸窘迫、纵隔移位，较大年龄患儿则表现为呼吸道感染，合并其他畸形者少见；2型患儿呼吸系统临床症状不显著，可合并其他畸形，如心血管畸形、膈疝、叶外型肺隔离症、肾发育不全等；3型患儿在胎儿期的羊水甲胎蛋白含量明显升高，可发生胎儿死亡，新生儿期可表现为呼吸窘迫；4型患儿可发生呼吸窘迫、气胸、呼吸道感染，或无症状，合并其他畸形者罕见。

▲ 治疗

CPAM的主要治疗方式为手术治疗，但并不是所有的CPAM患儿都需要进行手术，病变累及单侧肺叶范围＞20%、双侧肺叶受累和有胸膜肺母细胞瘤家族史的患儿优先考虑手术处理。对于无症状的患儿应根据CPAM分型进行个体化评估，选择合适的治疗方式，其中0型患儿症状重，出生后往往难以存活，1型患儿与细支气管肺泡癌的发生存在相关性，4型患儿与胸膜肺母细胞瘤的发生具有相关性。

【超声表现】

产前超声：CPAM最早可以在妊娠第15～16周通过产前超声检查诊断，绝大多数在妊娠第18周之后被发现，1～3型可分别表现为胎儿单侧或双侧肺内无回声、混合回声或高回声团块，边界清楚，CDFI显示团块由肺循环供血

（图5-1-1）。病变通常在妊娠第20～26周生长迅速，孕晚期部分病灶可以消退，小囊型病灶较大囊型病灶更常发生消退。病变体积与头围比（CCAM volume ratio，CVR）是评估预后的重要指标，当CVR＞1.6时，胸腔积液的发生率显著增加。值得注意的是，根据笔者的临床经验，与病理分型发病率不同，超声检测出的CPAM以3型最常见（笔者统计了广州市妇女儿童医疗中心近5年的数据，结果3型约占50%）。

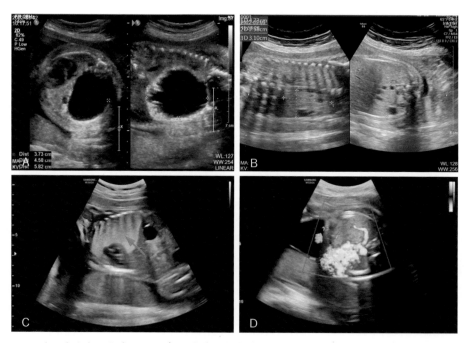

A. 1型，胸腔内巨大囊性无回声，壁厚、欠光滑；B. 2型，胸腔内混合回声团，内显示散在囊状无回声；C. 3型，胸腔内高回声团块（箭头所示），回声均匀；D. CDFI显示团块由肺循环供血。

图5-1-1　胎儿先天性肺气道畸形

产后超声：因肺气干扰，超声对于肺脏深部的先天性肺气道畸形显示有限，但是对于近肺脏表面的各种类型的CPAM可以探查，其超声表现与病理类型相对应。0型临床罕见。1型以及部分2型CPAM具有特征性的超声表现，超声图像为单个或多个囊实性病灶；1型显示为单房性囊肿或多个大小不等囊性团块，内显示纤细分隔，与病理分型不同，根据笔者临床经验，1型病例在儿童中也较少见；2型显示为多分隔囊性或囊实性团块，囊状成分呈蜂窝状（图5-1-2）。3型与4型少见，3型由于囊腔细小，可显示为均匀一致的高回声团；4型CPAM表现为肺外周巨大囊性无回声区，常见于肺底。肺实变同时伴密集支气管充气征是CPAM非常重要的非特异性表现，可于多种类型的CPAM中出现（图5-1-3）；A线及B线异常也是CPAM的非特异性表现，通常表现为A线减少或消失、密集B线、B线融合或不均匀，B线的产生是由于肺泡及肺间质存在液体，在CPAM患儿中常常可见B线分布于病灶周围（图5-1-4）。

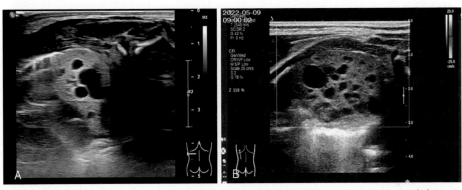

A. 混合回声团，内显示多个大小不等囊状无回声区；B. 多分隔囊性团块，呈蜂窝状，CDFI无明显血流信号显示。

图5-1-2 先天性肺气道畸形2型

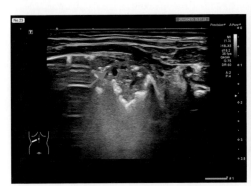

图5-1-3 先天性肺气道畸形2型伴肺实变及密集支气管充气征（箭头所示）

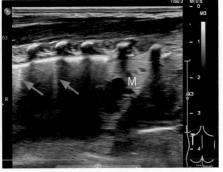

图5-1-4 先天性肺气道畸形2型（M）病灶周围显示B线回声（箭头所示）

**【诊断思路及要点】**

产后超声新生儿肺内见单个或多个囊实性病灶时，可考虑CPAM，但仅依靠此特征性表现来诊断，敏感性较差。相比之下，CPAM患儿非特征性超声表现更常见，故产后超声诊断CPAM需结合患儿胎儿期的产前超声诊断结果，同时要排除其他系统异常。

**【鉴别诊断】**

1. **肺隔离症**　3型CPAM需与肺隔离症鉴别。肺隔离症一般位于左侧胸腔后下部，少数可位于左侧膈下，大小不等，呈囊性回声、囊实性回声、实性稍高回声，边界清楚，形态规则，内部可见支气管样无回声，CDFI可见病灶供血动脉来源于降主动脉或腹主动脉。

2. **支气管源性囊肿**　该病超声检查的阳性发现与囊肿的位置、大小有密切关系，位于纵隔内者超声较易发现，位于肺门部周围者则难以被发现。超声检查表现为单房、边界清楚、透声好的囊性包块，与邻近支气管关系密切。

**【其他影像学检查】**

X线胸片：肺内病变可为单发或多发的囊性占位，囊壁一般较薄。巨大囊腔的病变可占据整个肺野，囊腔内可见气液平面。病变区肺透亮度降低，可伴有纵隔移位等情况。X线检查方便、快捷，但是对于CPAM诊断的敏感性和特异性均不高，仅可作为筛查使用。

CT检查：肺内出现囊肿影，大小不等，囊腔不规则，腔内可见气体、液体。少部分病灶可表现为实性肿块。病灶周围肺实质含气不良，可出现浸润性的间质改变。病灶供血血管为肺动脉。CTA是出生后诊断CPAM最重要也最准确的影像学检查手段，但由于其具有放射性，不适合多次重复检查以对疾病的发展转归进行随访观察。

## 二、肺隔离症

**【疾病概述】**

▲　概念

肺隔离症（pulmonary sequestration，PS）是一种先天性肺脏畸形，表现为肺的局部与正常肺脏组织分离，该分离的肺组织不但与肺脏气管不相通，而且血供不来源于肺循环，直接来源于体循环。

▲ 病因及病理机制

肺隔离症是由胚胎的前肠异常发育，额外发育的气管和支气管芽接受体循环的血液供应而形成的异常肺脏组织。

肺隔离症分为叶内型和叶外型两型。叶内型肺隔离症，为非正常肺脏组织发生在胸膜形成之前，胸膜形成后异常肺脏组织与正常肺脏组织共同享有一个胸腔。叶外型肺隔离症，则为非正常肺脏组织发生在胸膜形成之后，胸膜形成后异常肺脏组织不与正常肺脏组织在一个胸腔。肺隔离症叶内型多于叶外型。叶外型肺隔离症最常见于下叶肺与横膈之间，左侧多于右侧。叶内型肺隔离症最常见于左下叶肺。

肺隔离症的供血血管来源于体循环，常见来源于降主动脉或腹主动脉，静脉回流为奇静脉、半奇静脉或下腔静脉，少数可回流至肺静脉。

因肺隔离症为胚胎前肠发育异常，故常合并前肠其他发育异常，如气管食管瘘、支气管源性囊肿、食管憩室或囊肿、先天性膈疝、骨骼异常等。

▲ 临床表现

婴幼儿期多无症状，多在产前超声或产后X线检查时发现。随着年龄的增长，部分可逐渐缩小。叶内型容易继发感染，表现为反复发生或持续同一部位肺部感染，临床常见寒战、发热、咳嗽、咳痰、胸痛等症状，严重者可出现全身中毒症状。

▲ 治疗

若胎儿期的肺隔离症病灶缩小，出生后一般无任何症状，无须任何治疗。若是胎儿期的肺隔离症合并胸腔积液、胎儿水肿、其他器官畸形等严重并发症，可终止妊娠。如继续妊娠者，可进行产前介入治疗，如胎儿期合并胸腔积液者行胸腔-羊膜腔引流管放置，合并羊水过多者行羊水减量等，以期提高患儿存活率。对于出生后肺隔离症病灶未能缩小，而且继发反复肺部感染者，可行手术切除或动脉栓塞治疗。

**【超声表现】**

产前超声：肺隔离症好发于左侧胸腔底部，胎儿期典型的肺隔离症多表现为高回声病灶，多呈三角形或叶状。病灶大小不定，部分可随孕周增大而减小，部分病灶内部可见囊性回声。CDFI可见病灶血供来源于体循环（降主动脉或腹主动脉）（图5-1-5）。

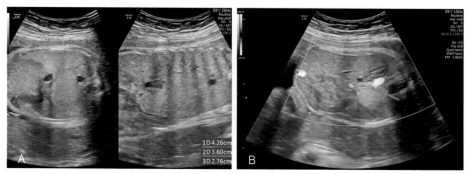

A. 左侧胸腔高回声团，向腹膜后延伸；B. 高回声团血供源自腹主动脉（箭头所示）。

图5-1-5 肺隔离症产前胎儿声像图

产后超声：因肺气影响，叶内型肺隔离症超声检查多无法显示，可显示的多为叶外型肺隔离症。叶外型肺隔离症一般位于左侧胸腔后下部，少数可位于左侧膈下，大小不等，多数呈低回声，边界清楚，形态规则，内部可见支气管充液征，一般由体循环供血。CDFI多可见包块内动脉来源于降主动脉或腹主动脉（图5-1-6）。

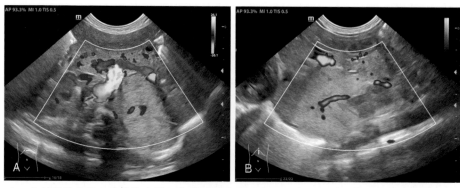

A. 左侧腹膜后显示实质性中等回声团（箭头所示），形态不规则，部位向上延伸至左侧胸腔，团块内部回声尚均匀，CDFI显示团块内有点条状血流信号；B. 可见源自腹主动脉的滋养血管（箭头所示）。

图5-1-6 肺隔离症产后新生儿声像图（为图5-1-5胎儿出生后图像）

【诊断思路及要点】

若超声检查发现胸腔内近肺表面或膈下有呈囊性回声、囊实性回声或实性稍高回声的团块，且CDFI显示团块内有源自体循环的血流信号，需要考虑肺隔离症的诊断。患儿在胎儿期的超声检查结果可提高诊断准确性。

【鉴别诊断】

1. **先天性肺气道畸形** 详见第五章第一节先天性肺发育畸形。

2. **先天性膈疝** 疝囊进入胸腔时，可形成类似于下肺囊实性占位性病变声像，观察病变与邻近脏器的相对位置关系有助于鉴别肺隔离症与膈疝。当疝入物为胃肠道时，其内可见气体回声以及胃肠道蠕动征象是重要的鉴别点。

3. **腹膜后神经母细胞瘤** 部分肺隔离症可以发生在左侧膈顶部，因此需要与腹膜后实质性占位鉴别。肺隔离症与肺和胸腔的位置关系更密切，神经母细胞瘤内常可见强回声钙化斑，且多包绕腹膜后大血管生长，这是二者的鉴别要点。另外，神经母细胞瘤实验室检测显示神经元特异性烯醇化酶水平增高。

【其他影像学检查】

X线胸片：肺隔离症表现为肺内边界清楚、形态不规则、密度均一的肿块影，可见囊性空腔影，部分可见气液平面，X线确诊较难。

CT检查：因病灶囊实性成分不一而表现不同。囊实性者表现为实性病灶内多个或单个囊性区，囊性部分可见液性和/或含气腔，实性部分可强化。实性者增强后可明显均一强化。囊性者则表现为单个或多个囊性病变，壁薄，密度均一，无明显强化，可见液平面。发现异常体循环供血是该病诊断的关键点。

## 三、支气管源性囊肿

【疾病概述】

▲ 概念

支气管源性囊肿（bronchogenic cyst）是纵隔内最常见的先天性囊肿，属于前肠囊肿的一种，分纵隔型、肺实质型、异位型（颈部）3种类型。大部分发生于纵隔，少部分发生于肺实质内，大多于幼儿期和青年期发现，男性多见。

▲ 病因及病理机制

支气管源性囊肿是由气管支气管树芽发育异常所致，可发生在气管支气管树的任何位置，病灶可见于纵隔内或肺内。

▲ 临床表现

若囊肿小，对周围组织器官无压迫，一般无明显临床症状。若压迫周围气管支气管，可出现咳嗽、肺部感染等呼吸道症状；如压迫食管，则会引起吞咽受阻、反复呕吐的消化道症状。总之，临床症状与囊肿对周围组织器官的压迫程度一般呈正相关。

▲ 治疗

有文献报道，成年人支气管源性囊肿可发生恶变，但暂未见儿童发生恶变的报道。手术切除是治疗支气管源性囊肿的唯一方法。

【超声表现】

该病超声检查的阳性发现与囊肿的位置、大小有密切关系，纵隔内支气管源性囊肿较易显示，位于肺门部周围者则难以被发现。超声检查表现为单房、边界清楚、透声好的囊性包块，与邻近支气管关系密切（图5-1-7）。

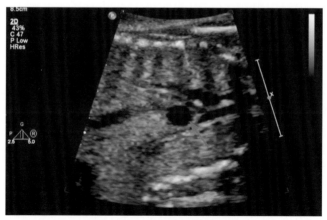

**图5-1-7　支气管源性囊肿**
纵隔内单房、边界清楚、囊性包块（箭头所示）。

【诊断思路及要点】

超声检查发现的支气管源性囊肿多位于气管旁，与邻近支气管关系密切，单房、边界清楚、透声好的囊状无回声，可考虑此病。

【鉴别诊断】

1. 心包囊肿　囊肿与心包的关系是否密切有助于鉴别心包囊肿与支气管源性囊肿。

2. 纵隔淋巴管畸形　淋巴管畸形多呈多分隔囊状无回声改变，支气管源性囊肿则以单房多见。

【其他影像学检查】

X线胸片：纵隔内支气管源性囊肿最常见于气管隆嵴附近，其次位于肺门周围，与气管支气管关系密切，囊肿呈圆形或类圆形软组织密度影，邻近气管支气管受压。囊肿较小时则较难发现。

CT检查：一般为单发囊肿，多位于气管旁、气管隆嵴、肺门等部位，囊壁薄、光整，增强扫描时，囊壁可有轻度强化。

MRI检查：囊肿一般呈长T1长T2信号，T1加权像呈低信号，T2加权像呈高信号。

（张向向　刘晨　王红英）

# | 第二节 | 急性呼吸窘迫综合征

【疾病概述】

▲ 概念

急性呼吸窘迫综合征（acute respiratory distress syndrome，ARDS）是严重感染、创伤、休克等各种肺内外疾病导致的肺毛细血管弥漫性损伤、通透性增加、肺含水量增加，以致肺顺应性降低、肺泡萎陷、通气血流比例失调，进而导致急性弥漫性肺损伤和进行性呼吸衰竭的疾病。本病又称为急性肺损伤、弥漫性肺泡损伤、成人型呼吸窘迫综合征等。成人型呼吸窘迫综合征的提出是为了与婴儿呼吸窘迫综合征相区分，后来注意到本征亦发生于儿童，故以"急性（acute）"代替"成人（adult）"，称为急性呼吸窘迫综合征，缩写仍是ARDS。该病起病急骤，发展迅猛，预后极差，死亡率高达50%以上。新生儿呼吸窘迫综合征（NRDS）是指新生儿出生后早期即出现进行性呼吸困难、青紫、吸气性三凹征和呼吸衰竭等症状的一组综合征。NRDS是由肺泡表面活性物质缺乏所致，主要见于早产儿，发病率与胎龄有关，胎龄越小，发病率越高。NRDS是重症监护室最常见的呼吸系统疾病之一，病情危重，是一种致死性疾病，占早产儿死亡原因的50%～70%。

▲ 病因及病理机制

ARDS的病因有肺内和肺外两大类。肺内原因包括：肺部炎症、误吸、肺挫伤、吸入有毒物质等；肺外原因包括：全身性脓毒血症、严重多发伤、休克、大手术、大量输血、药物中毒等。NRDS主要是由肺泡表面活性物质缺乏所引起，早产是发病重要诱因，母亲患有糖尿病、宫内窘迫或围产期窒息等也是发病的重要影响因素。

病理表现主要是肺毛细血管损伤、内皮细胞通透性增加、肺泡表面活性物质减少，最终造成肺间质和肺泡水肿、肺通气功能降低以及难以纠正的低氧血症。NRDS病理机制：肺泡和空气的交界面具有表面张力，Ⅱ型肺泡细胞分泌的肺泡表面活性物质具有降低此表面张力的作用，早产儿肺缺乏表面活性物质，肺泡则被压缩，逐渐形成肺不张，通气功能降低。血流通过肺不张区域，气体未经交换又回至心脏，导致动脉血氧分压（$PaO_2$）下降，氧合作用降低，体内代谢只能在缺氧情况下进行而发生酸中毒。酸中毒时肺血管痉挛，肺血流阻力增大，使右心压力增高，形成右向左分流，严重时致婴儿发生青紫。进入肺的血流量减少后，肺的灌注量不足，血管壁因缺氧渗透性增加，血浆内容物外渗，包括蛋白质，其中纤维蛋白的沉着使渗液形成肺透明膜。

▲ 临床表现

临床表现为在原发病基础上，出现突发性、进行性呼吸窘迫，呼吸频率增快、气促、发绀，常伴有烦躁、焦虑表情、出汗等。其呼吸窘迫不能用通常的氧疗法改善，也不能用其他原发心肺疾病解释。NRDS临床表现为出生后

6～12小时内出现呼吸困难，逐渐加重；呼吸不规则，严重者呼吸暂停；面色因缺氧变得灰白或青灰，发生右向左分流后青紫明显。体征有鼻煽、三凹征、肺呼吸音减弱、吸气时可听到细湿啰音。目前NRDS的临床诊断标准为：①急性起病，出生后6小时内出现呼吸窘迫；②呼吸窘迫呈进行性加重；③胸部X线表现为双肺普遍性的透过度降低，呈毛玻璃样的细颗粒状、网状的弥漫性阴影，支气管充气征，重症呈"白肺"；④动脉血气分析提示低氧血症、酸中毒；⑤排除引起呼吸窘迫的其他疾病。

▲ 治疗

ARDS的治疗包括机械通气治疗与非机械通气治疗两大类。①机械通气治疗：是呼吸窘迫综合征患者的主要治疗手段，根据患儿具体病情分为无创通气与有创通气，无创通气主要应用面罩吸氧，有创通气则需气管插管或气管切开进行通气；机械通气辅助治疗包括气道内用药（一氧化氮、前列腺素）、俯卧位通气、体外膜肺氧合技术等。②非机械通气治疗：包括肺内液体清除与液体管理，肺泡表面活性物质补充疗法，应用β受体激动剂、他汀类药物、糖皮质激素、抗氧化剂与酶抑制剂，营养干预等。

NRDS治疗主要采用表面活性物质替代治疗与机械辅助通气。辅助通气包括经鼻持续气道正压通气或鼻腔通气。其他支持性治疗包括保温、液体疗法、营养支持以及维持适当的组织灌注等。

【超声表现】

二维超声声像图表现为由双肺广泛分布的多重振铃伪像（B线）融合形成的瀑布征，A线消失（图5-2-1），实时检查时肺滑动征减弱或消失，肺搏动征增强；双肺胸膜下散在小片状肺实变低回声（图5-2-2），胸膜线增粗、不光滑；少部分患儿伴有大片状肺实变，呈实质性低回声，其内可伴有支气管充气征（图5-2-3）。极少数患儿伴有胸腔积液。

既往认为NRDS的发病是由于肺泡表面活性物质缺乏，因此当病变累及全肺时，声像图表现为双肺弥漫性病变。但越来越多的研究发现，其声像图表现并不总是呈弥漫性对称性分布，不仅双侧肺不一致，而且不同肺野间也有差异，可能是由新生儿持续仰卧位、肺内液体聚集于某些肺区（如后背及下肺

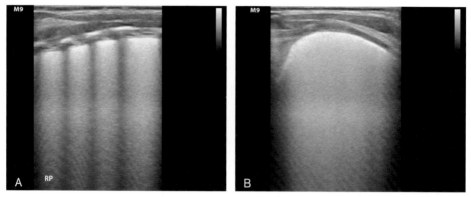

A. 垂直于肋骨的纵切图；B. 沿肋间隙的横切图。

图5-2-1 新生儿呼吸窘迫综合征（1）

二维超声显示双肺弥漫性B线增多，呈瀑布征。

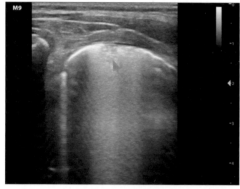

图5-2-2 新生儿呼吸窘迫综合征（2）

胸膜下显示散在点片状实质性低回声（箭头所示）。

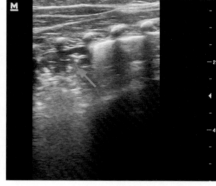

图5-2-3 新生儿呼吸窘迫综合征（3）

大片状肺实变呈实质性低回声，内显示支气管充气征（箭头所示）。

区）所致，因此，肺实变和密集B线更容易出现在这些区域。在超声检查时，需要注意着重扫查这些区域。

【诊断思路及要点】

ARDS病理上为肺通气障碍，肺泡萎陷，导致肺泡内水分增多，少量水分时气液交界形成振铃伪像，表现为B线，水分增多又无气体时形成肺实变，一般实变范围比较小。NRDS的发病机制为肺泡表面活性物质缺乏，通常为双肺弥漫性病变，由于重症监护室患儿以平卧位为主，受重力影响，肺内液体增多以后背区域更为显著。因此，超声主要表现为：①双肺弥漫分布的密集B线，以双肺后侧区为著；②双肺近胸膜下散在小片状肺实变；③胸膜线增粗、不光滑。

【鉴别诊断】

新生儿湿肺，又称暂时性呼吸困难（transient tachypnea of newborn，TTN），是由于肺内液体积聚过多，继而出现呼吸困难的一种自限性疾病，多见于足月儿。发病机制为肺内液体吸收清除延迟。临床上在出生后6小时内即出现呼吸困难，病程较新生儿呼吸窘迫综合征短，数小时或1天内可恢复正常。超声表现为双肺广泛分布的B线，呈瀑布征，A线消失。实时检查时肺滑动征减弱或消失，肺搏动征增强。与NRDS不同，受重力影响，平卧位时B线更多分布于背侧，坐位时下肺部较明显，上肺部正常，呈双肺点征。

【其他影像学检查】

NRDS典型的X线表现为肺泡充气不良导致的双肺野透亮度均匀性降低、细小颗粒样阴影以及支气管充气征。目前超声在肺部疾病的应用日益受到重视，不仅可用于NRDS的诊断，也可用于肺复张的监测及治疗后的动态随访。超声检查可以减少X线辐射，降低患儿远期罹患癌症的风险。

（刘晓　于红奎）

## ｜ 第三节 ｜ 支气管肺发育不良

【疾病概述】

▲ 概念

支气管肺发育不良（broncho-pulmonary dysplasia，BPD）是一种主要发生于早产儿的严重的小儿慢性肺部疾病。BPD的定义几经更新，旧BPD指发生呼吸窘迫综合征的早产儿在机械通气、高浓度吸氧、感染等基础上的肺部损伤，出现氧气依赖超过28天，且伴有胸部影像学表现。而后，又有人提出以矫正胎龄36周时仍存在氧依赖定义为BPD。2000年美国儿童健康与人类发展研究所制定了新定义，即新BPD，任何氧依赖超过28天的新生儿即可诊断，并确定了在相应时间根据用氧浓度分为轻度（未吸氧）、中度（氧浓度＜30%）、重度（氧浓度＞30%或机械通气）BPD表现。随着产科及新生儿科医学的进步，更多早产儿出生并存活，这使得BPD发病率逐年升高。

▲ 病因及病理机制

BPD的病因与产前、产时、产后因素有关。产前因素包括基因易感性、宫内生长受限、妊娠期高血压等；产时因素包括胎龄、出生体质量，胎龄越小、出生体质量越小的早产儿发病率越高；产后因素有氧化应激、高氧损伤、机械通气、感染、呼吸道微生物组学等。

BPD发病是肺发育不成熟、急性肺损伤、损伤后异常修复的结果。新BPD的病理改变以肺泡和肺微血管发育不良为主要特征，表现为肺泡数量的减少、体积增大、肺泡结构简单化、肺微血管形态异常，而肺泡和呼吸道损伤及纤维化较轻。早产尤其是胎龄＜28周的早产儿肺泡结构简单、数量减少、肺顺应性低及气道阻力大，导致肺泡塌陷，通气功能下降。机械通气过程中肺的过度扩张破坏了肺泡毛细血管内皮的完整性，导致肺泡及肺间质水肿；高浓度吸氧会诱导机体产生过多自由基，从而阻碍肺的正常发育，并引起肺水肿和纤维化。巨细胞病毒感染也是导致BPD发生的高危因素。BPD易感性与遗传有关，有研究表明在BPD患儿的气道分泌物中，早期即有肿瘤坏死因子-$\alpha$（tumor necrosis factor-$\alpha$，TNF-$\alpha$）升高；表面活性蛋白-b基因的长度变化、甘露糖结合凝集素基因变异可能与早产儿BPD的发生有关。在上述发病机制的作用下，BPD早期出现肺部炎症和渗出，后期则发生肺泡壁破裂和瘢痕，过度充气的病变部位出现肺大疱、局限性肺气肿，支气管周围肌肉和肺动脉平滑肌肥大，肺间质纤维化。

▲ 临床表现

主要见于早产儿，特别是胎龄＜28周者，少数见于先天性心脏病、败血症、膈疝等严重疾病需正压通气、高浓度吸氧的足月儿。早期无明显特异性症状，机械通气过程中出现停氧困难，或早期仅需低浓度氧，而后期出现呼吸困难、喘憋、三凹征。病程持续数月甚至数年。血气分析显示低氧血症、肺功能降低。X线胸片表现为肺充气过度、肺不张、囊泡形成及间质气肿影。

BPD的X线胸片表现可分为4期。Ⅰ期（1~3天）：双肺毛玻璃影，呈透明膜样改变；Ⅱ期（4~10天）：肺实变明显；Ⅲ期（11~30天）：两肺多发小囊状低密度区，伴肺不张；Ⅳ期（1个月后）：小囊状低密度区扩大呈囊泡状，伴双肺结构紊乱，散在条片或斑片影，过度充气和肺不张。

▲ 治疗

BPD的治疗措施包括营养支持，机械通气者给予全静脉营养，给予维生素D和钙、磷以促进骨发育；呼吸支持，机械辅助通气、吸氧；肺表面活性物质；支气管扩张剂，改善肺功能；利尿剂，减少肺间质水肿；糖皮质激素治疗；抗感染。

【超声表现】

早期表现为B线增多，分布范围不均，程度不一，严重者弥漫性分布，呈瀑布征（图5-3-1）。这种声像图改变主要是由于肺组织未成熟，肺泡塌陷，肺间质及肺泡内水分增多，以及感染性因素导致组织炎性介质及细胞因子释放，组织细胞变性、坏死。随着病情的进展，肺泡与肺组织纤维化，支气管闭塞，部分肺组织充气过度形成肺大疱，而部分则为肺不张，超声表现为胸膜线不规则增粗、凹凸不平（图5-3-2），弥漫性分布的B线中可显示片状A线，提示为肺大疱（图5-3-3）。B线增多的程度可能较前减轻。此时的B线不单纯是肺泡内水分增多所致，可能与肺间质纤维化有关。实变的肺组织内

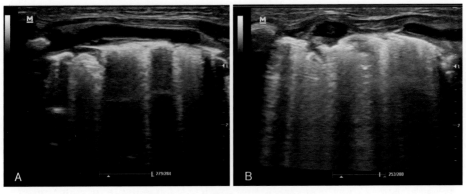

图5-3-1　支气管肺发育不良（1）

B线不同程度增多，病变较轻者B线分布稀疏（A），严重者弥漫性分布，呈瀑布征（B）。

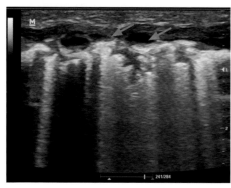

图5-3-2　支气管肺发育不良（2）

胸膜线不规则增粗，凹凸不平（箭头所示）。

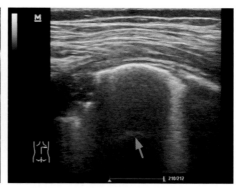

图5-3-3　支气管肺发育不良（3）

弥漫性分布的B线中显示片状A线（箭头所示），提示为肺大疱。

可显示支气管充气征或充液征。病程后期，由于慢性炎症及肺纤维化的持续存在，病变累及胸膜可致胸膜增厚、不光滑，胸膜线连续性中断；胸膜下小叶间隔纤维化增厚，声像图可显示散在小片状低回声结节（图5-3-4）。少数患儿可显示肺不张或胸腔积液。

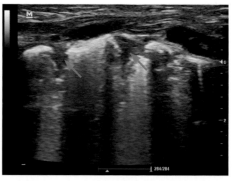

图5-3-4　支气管肺发育不良（4）

胸膜下散在小片状低回声结节（箭头所示）。

【诊断思路及要点】

B线增多，胸膜线的增粗、肺实变及肺不张对BPD的诊断无特异性，胸膜线显著增粗及胸膜下小结节在BPD的诊断中更有提示意义，但也需要结合X线检查排除其他占位性病变。因此，应用超声诊断BPD需结合患儿病史及其他辅助检查。BPD的肺超声典型声像图改变主要包括胸膜线异常、胸膜不规则增厚、胸膜下小结节、B线不同程度非均匀性增多、肺实变及肺不张。

【其他影像学检查】

随着新生儿疾病诊疗技术的进步，BPD典型的X线影像表现已不多见。BPD病程早期或轻度BPD的影像改变无特异性。X线胸片对轻度病变的显示率不高，由于辐射剂量的问题，CT一般不建议用于病变早期及轻症患儿，危重患儿不能搬动也不适用。应用肺超声可对肺的前、侧、后位多个区域全面检查，弥补由于体位限制胸部X线检查对病变显示不佳的不足，对隐匿性肺不张及小片状肺实变的检出优于X线。肺超声对肺水肿、肺间质纤维化、胸膜改变的显示与CT具有良好的一致性，对肺实变及肺不张的鉴别诊断优于CT。超声检查对病变的显示优于床旁X线胸片，同时具有无辐射、可床旁操作、动态观察的优点，可作为首选辅助检查手段。超声检查对BPD患儿肺部改变的观察、治疗中的动态随访监测、预后判断具有重要的价值，并可进一步对肺部病变严重程度进行量化评分，有助于更精确地评估患儿病变情况。

（刘晓　于红奎）

## | 第四节 | 肺　　炎

肺炎（pneumonia，PN）是指不同病原体（细菌、病毒、真菌等）感染或其他因素（如过敏、吸入等）引起的肺部包括肺泡、支气管和肺间质炎症。典型症状为发热、咳嗽、咳痰等。好发于2岁以下的儿童及65岁以上的老年人。肺炎按病变解剖部位分为大叶性肺炎、小叶性肺炎、间质性肺炎。大叶性肺炎多见于青壮年，主要由肺炎链球菌感染所致；小叶性肺炎常由支原体感染引起，儿童较多见；间质性肺炎因吸入、结缔组织病、特发性肺纤维化等原因导致。按患病环境分为社区获得性肺炎和医院获得性肺炎。按病因可分为感染性和非感染性两大类。感染性因素包括病毒、细菌、真菌、支原体等，部分病毒、支原体等引起的肺炎可通过飞沫传播；非感染性肺炎包括吸入性肺炎、过敏（嗜酸细胞性肺炎）或坠积性肺炎等，胎粪吸入性肺炎常见于新生儿。

### 一、感染性肺炎

【疾病概述】

▲　概念

感染性肺炎（infectious pneumonia）是指不同病原体感染引起的肺泡、肺间质、支气管的炎症，以支气管与肺组织充血、水肿及炎性浸润为主要病理表现。重症肺炎患者除呼吸系统外，循环、消化以及神经系统也会受累，而出现相应的系统改变及全身中毒症状。低出生体重、免疫缺陷、营养不良以及先天性心脏病均是肺炎的易感因素。由于婴幼儿免疫功能尚未完全成熟，肺炎是婴儿时期的常见疾病之一，也是我国住院小儿死亡的第一大原因。据统计，新生儿肺炎在新生儿呼吸系统疾病中所占比例约为68.7%，在全球新生儿的死亡中，10%的新生儿死于肺炎。

▲ 病因及病理机制

感染性肺炎的病原体包括病毒、细菌、真菌、支原体等。致病菌通过空气、血液等进入呼吸道并侵犯肺实质。不同的病原体造成的肺炎病理改变也不同。细菌性肺炎以肺实质受累为主，病毒性肺炎则以肺间质受累为主。

新生儿感染性肺炎可发生在宫内、分娩过程中或产后。宫内感染最常见的途径是病原体经母体血液通过胎盘屏障感染胎儿，此外，病原体可从母体产道上行感染羊膜，胎儿吸入污染的羊水，或羊膜囊穿刺等有创性操作消毒不严时也可导致感染。分娩过程中感染是胎儿在分娩时吸入了污染的羊水或分泌物所致，如产程延长、分娩时消毒不严等均可致胎儿感染机会增大。产后感染更为常见，尤其与感染者密切接触是新生儿感染的最主要途径，病原体可通过呼吸道、消化道或皮肤黏膜创面感染新生儿。此外，还有血行感染和医源性感染。

病菌进入下呼吸道及肺实质，在肺实质内生长繁殖，引起肺泡毛细血管充血、水肿、肺泡内纤维蛋白渗出和炎性细胞浸润，从而使肺泡膜面积减小、肺泡膜厚度增加、弥散速度减慢，导致肺换气功能障碍；当小支气管、毛细支气管发生炎症时，支气管黏膜充血、水肿，从而使管腔狭窄甚至完全闭塞引起肺气肿或肺不张，导致肺通气功能障碍。肺炎早期主要以通气功能障碍为主，仅有缺氧，后期在缺氧的基础上同时引起二氧化碳潴留。缺氧、二氧化碳潴留以及感染病原体释放的毒素，可引起毒血症，从而导致机体发生一系列病理生理改变，包括呼吸功能不全、酸碱失衡、循环系统以及神经系统改变等。

▲ 临床表现

主要临床表现为发热、咳嗽、气促、呼吸困难。发热多为不规则发热，值得注意的是新生儿、重度营养不良患儿体温可不升或低于正常，气促多在发热、咳嗽之后出现，可伴有精神不振、烦躁不安、食欲减退等全身症状。主要体征为肺部固定的中、细湿啰音，呼吸增快、发绀等。轻症患者主要是呼吸系统受累，无全身中毒症状。而重症肺炎时，由于严重的缺氧及毒血症，还可引起其他系统表现，全身中毒症状也明显，常见的并发症有：①充血性心力衰竭、休克甚至弥散性血管内凝血等循环系统表现；②脑水肿与中毒性脑病；③腹泻与呕吐、中毒性肠麻痹、消化道出血等消化系统表现；④肺出血。

▲ 治疗

感染性肺炎总的治疗原则包括控制炎症、改善通气功能、对症支持治疗以及防治并发症。抗感染治疗包括抗生素和抗病毒治疗，明确为细菌感染者均应使用抗生素。加强气道管理，可采用及时清除鼻腔分泌物和吸痰、雾化吸入、体位引流、经常变换体位、翻身拍背等物理治疗方法以保持呼吸道通畅，改善通气功能。有缺氧表现者，应进行氧疗；高热患儿应进行物理降温或口服布洛芬等药物。加强护理，应注意保暖和维持适宜的环境温度；营养支持治疗，注意水和电解质的补充，纠正酸中毒和电解质紊乱。预防和及时处理并发症，如并发脓胸时，应及时穿刺引流；对于合并中毒性休克、全身中毒症状明显者需短期应用糖皮质激素类药物。

【超声表现】

二维超声表现包括肺实变伴支气管充气征，胸膜线异常（图5-4-1），不同程度和不同分布范围的B线并遮盖A线（图5-4-2）。实时超声下可见肺滑动征减弱，部分可合并胸腔积液，由于纤维蛋白渗出，积液透声差，内可见分隔（图5-4-3）。

肺炎的肺实变声像图特点包括：①形态大小不等的低回声区，通常实变范围较大，边缘不规则，可发生于双肺任何部位；②实变肺组织内显示枝条状支气管充气征与动态支气管充气征，后者是指实时超声下，可见气体在支气管内流动；③CDFI于肺实变区显示较丰富的条状血流信号（图5-4-4）。

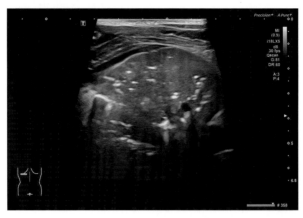

图5-4-1　肺炎（1）

肺超声显示肺野内大片实变区伴支气管充气征，A线消失，部分胸膜线缺失。

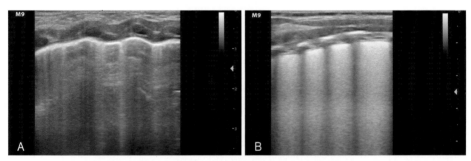

图5-4-2　肺炎（2）

肺超声显示肺部散在（A）或密集分布（B）的B线。

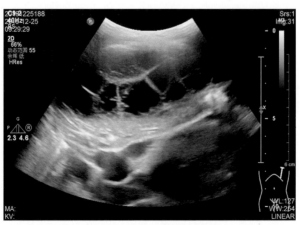

图5-4-3　肺炎伴胸腔积液

积液内显示纤维条索状分隔。

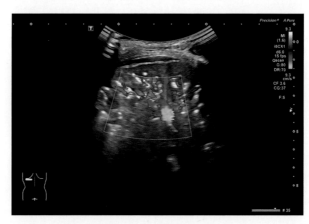

图5-4-4　肺炎（3）
肺实变组织内显示丰富条状血流信号。

肺实变对诊断感染性肺炎具有重要价值，边缘不规则的大面积肺实变对诊断新生儿肺炎的敏感性和特异性均为100%。此实变特点与肺不张、胎粪吸入综合征等其他肺部疾病表现不同，可作为鉴别依据。

由于炎症反应及渗出，肺泡内及间质内含水量增多，常会导致胸膜线增粗、不光滑，B线增多伴后方A线消失以及胸腔积液。这些征象无特异性，也常见于呼吸窘迫综合征、胎粪吸入综合征等。

病毒性肺炎与细菌性肺炎的病理改变不同。在胸部X线检查中，病毒性肺炎以肺间质受累为主，主要表现为肺野间质条索状阴影；细菌性肺炎以肺实质受累为主，主要表现为肺实质弥漫性模糊阴影。有文献报道，病毒性肺炎和细菌性肺炎的超声表现也不同，因此可将超声表现作为二者的鉴别方法，从而避免不必要的抗生素治疗使用。前者主要表现为胸膜线不规则增粗，散在间断分布的B线增加，胸膜下小片状肺实变（通常 < 0.5 cm）；后者常表现为大片状（ > 1 cm）肺实变，并伴有支气管充气征。

支气管炎及毛细支气管炎与肺炎也有类似的超声表现，但与肺炎相比，一般程度较轻，B线较少，肺实变发生率较低、实变范围较小，病变多在后背区域。研究显示，患者的临床表现、出院时的临床改善情况与肺超声异常表现以及治疗后的改变高度相关，>1 cm的肺实变以及不同程度的B线均与临床严重程度密切相关，并可以预测患儿是否需要吸氧。

【诊断思路及要点】

肺炎病理上主要是肺泡壁充血、水肿，肺泡内充满炎性渗出物，并通过肺泡壁向周围组织蔓延，逐渐融合成较大片状炎症灶而形成肺实变，累及范围大小不等，形状也不规则；肺实变时，在实时超声下，可见气体在支气管内运动即动态支气管充气征。此外，炎性渗出及肺组织的反应性水肿，常会导致胸膜线异常、B线增多伴局部A线消失。

【鉴别诊断】

1. 胎粪吸入综合征　详见第五章第四节肺炎。

2. 新生儿肺不张　是指由于某种原因如支气管先天性肺发育不良、外力压迫、肺泡表面活性物质缺乏等引起肺不能扩张或肺组织萎陷不能充气而失去正常功能的一种并发症。主要见于早产儿。临床表现为新生儿出生后发生进行性呼吸困难、发绀等症状。肺不张的超声表现与其病变程度和范围密切相关，主要包括肺实变伴支气管充气征、实变部位胸膜线与A线消失、实时超声下可见明显肺搏动征及肺滑动征消失。与感染性肺炎可有多处实变且伴有动态支气管充气征不同，肺不张一般一侧肺内只有一处病变，且实变区域较为规则清楚；肺不张时支气管充气征常呈线状平行排列，无动态支气管充气征。

【其他影像学检查】

既往感染性肺炎的影像学检查首选X线胸片，近年来肺部超声作为一种新的影像检查技术，在成年人、儿童中的应用逐渐被认可，国际上已经制定了一些肺部疾病的超声诊断共识。目前研究认为，肺部超声对感染性肺炎已具有确切的诊断价值，且超声声像图改变甚至可早于其他影像学检查和实验室检查。而且，肺部超声具有无辐射、便捷等特点，便于随访、评估肺部感染的治疗效果，优于床旁X线胸片，因而有学者建议将超声作为诊断肺炎的首选影像学检查。

## 二、胎粪吸入综合征

【疾病概述】

▲ 概念

胎粪吸入综合征（meconium aspiration syndrome，MAS）是指胎儿在宫内或出生时吸入混有胎粪的羊水而导致呼吸道和肺泡的机械性阻塞和化学性炎症，出生后出现以呼吸窘迫为主要临床表现，同时伴有其他脏器受损的一组综合征。MAS多见于足月儿或过期产儿，常伴有宫内窘迫史或产时缺氧史。由于低氧血症和酸中毒，还可合并心、脑、肾等其他脏器损害。在发展中国家，MAS仍然是一种高发病率和高死亡率的新生儿疾病，约占所有呼吸衰竭病例的10%。

▲ 病因及病理机制

MAS的病因主要是胎粪的排出和吸入，胎儿在宫内或分娩过程中由于各种原因出现缺氧，其肠系膜血管痉挛，使肠蠕动增加和肛门括约肌松弛而排出胎粪，同时缺氧使胎儿出现喘息性呼吸，将混有胎粪的羊水吸入气管和肺内，出生后初始的自主呼吸则更进一步促进小颗粒胎粪吸至远端的细小气道而加重阻塞。足月儿或过期产儿发生率高。

MAS的发生机制主要是胎粪吸入引起气道和肺泡的机械性阻塞和化学性炎症。气道和肺泡机械性阻塞使肺脏病理改变呈不均匀性，气道完全阻塞时表现为肺不张，部分阻塞时可能造成气体只进不出导致肺气肿、肺泡破裂甚至气胸。肺不张、肺气肿与正常肺泡常同时存在，它们之间的比例决定临床表现的轻重，肺不张和肺气肿越明显，肺泡通气量下降就越严重，最终导致氧含量下降及二氧化碳潴留。化学性炎症多发生在出生后24~48小时，由于胎粪（主要是其中的胆盐）对局部支气管和肺泡上皮细胞的刺激，可引起化学性炎症和肺间质水肿，并使肺泡萎陷；胆盐与胎粪中的其他化学物质共同作用，可使肺泡表面活性物质失去活性，继而使肺泡进一步萎陷，最终导致肺脏弥散和通气功能障碍，从而加重低氧血症和高碳酸血症。

由于严重缺氧和混合性酸中毒可造成肺血管痉挛，肺血管压力持续升高，最终导致新生儿持续性肺动脉高压。

▲ 临床表现

分娩时可见羊水中混有胎粪。患儿皮肤、脐窝和指（趾）甲床留有胎粪污染痕迹。口腔、鼻腔吸引物中可见胎粪。气管插管时，发现气管吸引物中有胎粪可确诊。

呼吸系统临床症状的轻重与吸入羊水的物理性状及量的多少有关。吸入量少和混合均匀羊水者，可无症状或症状较轻，吸入大量黏稠胎粪羊水者，可致死胎或出生后不久死亡。一般常于出生后数小时出现呼吸困难、发绀、鼻煽和三凹征等表现。胸廓前后径增加，呈桶状胸，肺部可闻及啰音。

重症MAS常伴有新生儿持续性肺动脉高压，以严重发绀为主要表现，其特点为：吸入高浓度氧（＞60%）时发绀仍不能缓解，并于哭闹或躁动时加重；发绀重而肺部体征轻。严重者可出现休克和心力衰竭。

此外，重症MAS由于低氧血症和酸中毒，还可合并心、脑、肾等其他脏器损害，如缺氧缺血性脑病、肺出血等。

▲ 治疗

MAS的治疗包括气管插管吸引胎粪和对症治疗。①气管插管吸引胎粪：对病情较重且出生后不久的患儿，均应常规给予气管插管、吸净胎粪，有助于明显减轻病情和预防新生儿持续性肺动脉高压；②对症治疗：包括氧疗、纠正酸中毒、保持呼吸道通畅，伴有脑水肿者还应限制液体入量，并注意保暖、保证足够热量和积极防治并发症等。

【超声表现】

超声表现包括：①肺实变伴或不伴支气管充气征，这是MAS最重要的超声声像图表现。肺实变范围与疾病程度有关，重症患儿通常实变范围较大，且边界不规则或呈锯齿状，轻症患儿实变范围相对较小，常表现为胸膜下局灶性实变（图5-4-5）。胎粪吸入造成气道和肺泡的机械性阻塞使肺脏病理改变呈不均匀性，所以两侧肺脏、同一侧肺脏不同区域的实变程度会不一致。②病变区胸膜线不规则增粗、模糊或消失（图5-4-6）。③实变区A线消失。④不同程度及不均匀分布的B线增多（图5-4-7）。⑤肺不张是严重肺实变的表现，见于少数重症患儿。⑥少数患儿可有胸腔积液。

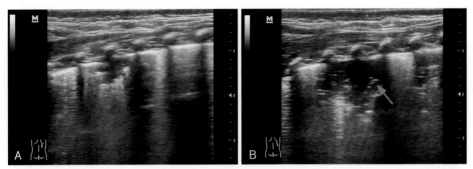

图5-4-5 胎粪吸入综合征（1）

肺超声表现为小片状（A）或大片状（B）形态不规则的实质性低回声肺实变，伴支气管
充气征（箭头所示）。

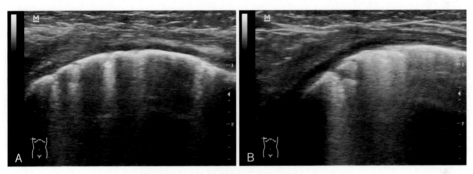

图5-4-6 胎粪吸入综合征（2）

肺超声表现为胸膜线模糊、增粗（A），中断、不光滑（B）。

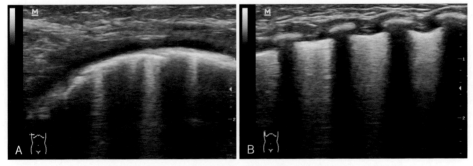

A. 散在分布的B线；B. 密集分布的融合B线，呈瀑布征，A线消失。

图5-4-7 胎粪吸入综合征（3）

肺超声显示不同程度及不均匀分布的B线增多。

【诊断思路及要点】

MAS的诊断依据患者的典型病史、临床表现及影像学检查。MAS在病理上主要为胎粪吸入引起气道和肺泡的不均匀机械性阻塞而致肺泡萎陷、肺不张或肺气肿；胎粪颗粒刺激肺泡和小气道而引起化学性炎症和间质性肺水肿。超声上主要表现为肺实变伴或不伴支气管充气征；胸膜线不规则增粗、模糊或消失；不同程度及不均匀分布的B线增多。

【鉴别诊断】

1. 新生儿呼吸窘迫综合征（NRDS） 详见第五章第二节急性呼吸窘迫综合征。虽然NRDS临床表现及超声声像与MAS存在相似之处，但各有特征，超声容易对二者做出鉴别。

2. 感染性肺炎 详见第五章第四节肺炎。在临床上仅依据超声表现有时难以做出鉴别，尤其重症肺炎时，二者均可表现为边界不规则的大片肺实变，所以要特别注意结合病史及临床表现才能明确诊断。

【其他影像学检查】

既往对MAS的诊断首选X线胸片检查，但有研究报道MAS的临床严重程度与X线胸片表现缺乏相关性，许多MAS病例存在误诊或延误诊断等情况。近年来有研究发现MAS超声检查具有典型特征：肺实变伴或不伴支气管充气征；两侧肺脏、同一侧肺脏不同区域的超声改变可以不一致等。此外，超声不仅可以用于MAS的诊断，而且对MAS并发症的监测及病情评估具有很大优势，如缺氧缺血性脑病、肾脏血流灌注、肺动脉高压等。肺部超声也比较容易将MAS与其他肺部疾病如新生儿湿肺、新生儿呼吸窘迫综合征、肺炎等做出鉴别。

（陈金卫　梁宇峰　印根权）

# | 第五节 | 肺 不 张

【疾病概述】

▲ 概念

肺不张（pulmonary atelectasis）是指肺的膨胀不全或原本含气的肺组织萎陷或无气，以致失去气体交换功能的一种现象。凡能使气道阻塞、肺组织受压、肺泡表面活性物质减少及肺泡表面张力增高的疾病均可引起不同程度的肺不张。与成年人相比，儿童因其自身呼吸道解剖特点、生理特点，呼吸道内阻塞或外在压迫更易导致肺不张的发生，发病率更高。肺不张不是一个独立的疾病，而是各种原因导致的一种病理变化。

▲ 病因及病理机制

不同年龄阶段的儿童，其肺不张的主要病因不同，大致可分为两大类：先天性肺不张和继发性肺不张。常见的病因有感染、呼吸窘迫综合征、阻塞性肺炎、胎粪吸入综合征、支气管异物、胸腔积液、气胸等，罕见的则有插管麻醉后肺不张等。其中，感染、支气管异物在儿童肺不张病因中占有较高比例。根据发病机制不同，肺不张也可分为压迫性肺不张与阻塞性肺不张。压迫性肺不张由肺外压迫引起，如大量胸腔积液、积气或肿瘤；阻塞性肺不张由气道阻塞引起，气道阻塞导致远端气道不通气，肺实质的被压缩和表面张力的增加会导致气体从肺泡中挤出，并降低受累实质的再膨胀能力。

婴儿期肺不张的主要病因为支气管-肺发育异常。支气管-肺的发育异常容易反复继发感染，感染引起呼吸道分泌物增多、不易排出，导致管腔堵塞，产生阻塞性肺不张，严重者引起肺实变。

在幼儿时期，患儿气道较小且更易塌陷，胸壁顺应性较强，通过肺泡内和细支气管-肺泡孔的侧支通气未完全发育。NRDS、肺泡表面活性物质功能障碍、溺水等所致的肺泡表面活性物质缺乏均可导致肺不张。当幼儿呼吸道吸入异物时，因咽反射功能不健全，不易咳出异物，久之发生呼吸道弥漫性炎症，使得呼吸道完全或部分阻塞，出现局限性肺不张。因异物种类、大小不同，导致肺不张的严重程度不同。

在学龄前期及学龄期，感染引起的痰液堵塞气管-支气管管腔为肺不张的主要病因。研究发现，部分感染由于产生了大量的黏稠栓子堵塞管腔，部分患儿甚至产生塑形支气管样物，造成支气管阻塞，导致严重的肺不张发生。此外，各种原因导致的肺泡表面活性物质减少亦是原因之一。长期大量使用镇静剂、麻醉剂的患儿，昏迷或极度衰弱的患儿，当肺内压力不足以抵抗局部肺泡表面张力时，也可逐渐导致肺泡塌陷与肺不张。

▲ 临床表现

由于病因及范围大小不同，症状也不同。

一侧或双侧肺不张主要表现为进行性加重的呼吸困难和发绀，常在哭闹或用力后加重。当合并感染时，可引起患侧胸痛、突发呼吸困难、发绀、发热、心动过速、体温升高、血压下降等症状。体格检查显示病变部位胸廓活动减弱或消失。

大叶性肺不张起病较慢，呼吸困难也较为少见。

肺段肺不张常为缓慢发生的肺不张或小范围肺不张，可无症状或症状轻微。

复发性肺不张患儿有可能出现反复的气道阻塞刺激，而不是持续性的潜在气道异常。囊性纤维化、异物吸入和先天性支气管狭窄等疾病会产生持续的结构改变，因此与持续性肺不张相关。哮喘患者主要在哮喘持续状态和/或呼吸道感染期间发生肺不张。

若肺不张长期存在，肺部容易继发感染，造成支气管黏膜损害，甚至并发支气管扩张和肺脓肿。

▲ 治疗

肺不张在儿童时期较为常见，如果得不到及时的诊断和治疗可造成肺不张长期存在，引起反复感染，久治不愈可影响肺功能，严重者需行肺叶切除。对于继发性肺不张，应在积极对症治疗的同时针对病因治疗，如支气管内异物梗阻导致肺叶塌陷，应及时祛除异物，如感染导致的肺不张，应积极应用抗生素等。纤维支气管镜治疗肺不张有良好效果。近年来，有研究者开展了在超声监测下的支气管肺泡灌洗术来治疗新生儿肺不张，效果较好，且副作用小，无并发症。对胸腔积液所致压迫性肺不张，也可在超声引导下进行胸腔穿刺引流。

**【超声表现】**

主要超声表现包括实变肺组织呈实质性低回声伴或不伴支气管充气征、胸膜线异常、A线消失等，实时超声下可见肺搏动征及肺滑动征消失。

大叶性肺不张表现为整个肺叶呈实质性低回声（图5-5-1），形态不规则，伴或不伴支气管充气征，与肺门相连。大量胸腔积液导致的压迫性肺不张，在实质性低回声周围显示液性暗区。

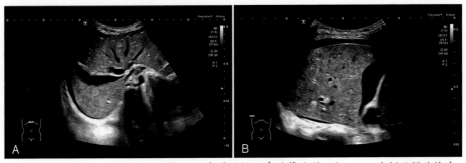

A. 剑突下检查显示右肺下叶不张，呈实质性低回声（箭头所示）；B. 右侧肋间隙检查
显示右肺不张（箭头所示）。

图5-5-1 大叶性肺不张

局灶性肺不张有以下超声表现：①病变部位呈实质性低回声，阻塞性肺不张常呈楔形，伴或不伴支气管充气征，严重者呈平行排列的线状高回声（图5-5-2）。②病变区A线消失及胸膜线异常包括缺失、增粗或模糊，而正常区二者仍存在。③与肺实变不同，肺不张的边缘较为规则清楚。④CDFI于病变区可见较丰富的枝条状血流信号（图5-5-3）。这是不张的肺组织能够恢复的生理基础，当肺组织塌陷后，肺动脉相互拥挤而引起单位面积肺组织血流量增加，当肺不张发展至晚期时，肺血流可消失。

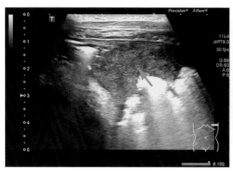

图5-5-2  局灶性肺不张（1）

病变部位呈实质性低回声，不伴支气管充气征（箭头所示）。

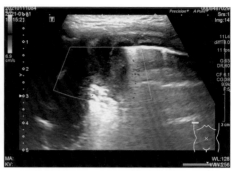

图5-5-3  局灶性肺不张（2）

病变区可见较丰富的枝条状血流信号。

**【诊断思路及要点】**

肺不张的诊断依据患者的临床表现及影像学检查。当患儿有导致肺不张的原发肺部疾病如肺炎、呼吸窘迫综合征、支气管异物史等，或出现不能用原发肺部疾病解释的呼吸困难，或原发肺部疾病好转后的呼吸困难，且听诊时肺呼吸音减弱或消失，深呼吸时出现粗糙、潮湿的啰音时，可初步诊断为肺不张。超声检查主要特征是肺组织呈实质性低回声伴或不伴支气管充气征，局部胸膜线异常与A线消失，CDFI于病变区可显示较丰富的枝条状血流信号。

**【鉴别诊断】**

1. **肺实变**  指任何原因所致的肺泡腔内积聚浆液、纤维蛋白和细胞成分等，使肺泡内气体消失、肺组织呈实质性改变的一种病变。肺实变的病因有很多，主要包括感染如肺炎、肺寄生虫病、理化因素如放射性肺炎所致的气道黏膜分泌过多、免疫反应异常如变态反应性肺浸润、肺循环功能障碍如心源性肺水肿所致的毛细血管浆液漏出增多、外伤肺出血或溺水所致的肺泡内积血或水等。早期病变部位的呼吸音减弱，触觉语颤增强，叩诊呈浊音，当发展到大片实变时，触觉语颤明显增强，叩诊呈浊音和实音，可听到支气管呼吸音及水泡音。

在概念上，与肺不张时肺体积缩小不同，肺实变时肺体积一般不发生变化，或略微增大。二者超声表现非常相似，均呈实质性低回声，病变部位A

线消失。肺实变多见于肺炎，实变肺组织内显示点条状强回声即支气管充气征，实时超声可显示动态支气管充气征，边缘不规则，后方显示不同程度B线回声。肺不张的病变呈边缘清楚的低回声，内无或仅有静态支气管充气征。

2. 肺隔离症 大部分肺隔离症呈实质性低回声，边界清楚，形态规则，内部可有或无囊状无回声区。一般由体循环供血，CDFI多可见包块内动脉起源于降主动脉或腹主动脉。

【其他影像学检查】

既往胸部X线及CT检查是临床诊断小儿肺不张的主要方法。CT检查主要表现为受累的肺段或肺叶密度增高，增强扫描明显强化，肺门移位，纵隔移位，横膈抬高，血管聚集，其余的正常肺组织过度膨胀，肋间隙变窄等，但CT放射性损伤较大。超声和胸部X线检查在局灶性新生儿肺不张中的诊断均具有较高阳性率和灵敏度，但对于X线不能显示的隐匿性肺不张，超声诊断效果更显著。

（王娜　于红奎）

## ｜ 第六节 ｜ 肺 脓 肿

【疾病概述】

▲ 概念

肺脓肿（pulmonary abscess）是由各种病原微生物引起的肺组织坏死性病变，该病变会形成包含坏死物或液化坏死物的脓腔。临床上以急性起病，畏寒、高热、咳嗽、咯大量脓臭痰，X线显示一个或多个含气液平的空洞为特征。根据持续时间的长短，分为急性（不到4周）或慢性（超过4周）。根据其病因，如果发生在没有潜在肺部病变的情况下，可以将其归类为原发性，如果发生于存在潜在肺部病变的情况下，则可归类为继发性。患有肺脓肿的儿童，无论是原发性还是继发性，其预后明显好于同样情况的成年人。

▲ 病因及病理机制

引起该病的病原体以金黄色葡萄球菌、厌氧菌最为多见，其次为肺炎链球菌、流感嗜血杆菌、铜绿假单胞菌等。儿童原发性肺脓肿很少，70%的肺脓肿发生于有潜在疾病的儿童。原发性肺脓肿通常是孤立性的，口腔厌氧菌群是最常见的病原体；继发性肺脓肿通常位于右肺叶，呈多发性，在患有神经系统疾病、慢性肺部疾病以及吞咽困难、免疫功能低下的患儿中多见。小儿感染性肺炎导致的肺脓肿最为多见，感染物阻塞细支气管、小血管发生炎性栓塞，致病菌繁殖引起肺组织的化脓性炎症，继而发生肺组织出血、坏死、液化，脓肿破溃后从支气管部分排出，形成有气液平面的脓腔，病变有向周围扩展的倾向，可并发胸腔积液、脓胸、脓气胸等。

▲ 临床表现

症状多为急性起病，高热、畏寒，热型不一，体温可高达39～40 ℃，可伴寒战，常有咳嗽，病变范围大时可出现呼吸急促、盗汗等，此外还有精神不振、全身乏力、食欲减退等全身中毒症状；当炎症累及壁胸膜可引起胸痛。病初可咳出少量黏液痰，随着病变的进展，脓肿与支气管相通，感染加重，可于发病的第10～14天突然咳出大量脓臭痰及坏死组织，有时痰中带血甚至大量咯血。

体征多有中毒症状或慢性消耗的表现。脓肿早期可因病变范围小，位置较深，常无异常体征。脓肿形成后，其周围有大量炎性渗出，局部叩诊可呈浊音或实音，呼吸音减弱；脓痰咳出后如脓腔较大，已与支气管相通时，叩诊可呈空瓮音，听诊可闻及管状呼吸音，严重者可出现呼吸困难、发绀。如有支气管胸膜瘘，可出现脓胸或脓气胸的相应体征。此时患儿除肺脓肿的体征外，还有胸闷、气促、呼吸困难等表现。若支气管引流不畅，坏死组织残留于脓腔，炎症持续存在，则形成慢性肺脓肿，脓腔周围的纤维组织增生，壁增厚，周围细支气管也容易受累，导致其变形、扩张，丧失功能，临床表现为长期低热、消瘦、贫血等慢性消耗疾病的症状。

▲ 治疗

肺脓肿的治疗一般采用抗生素治疗、药物雾化吸入及脓液引流等方法，其中脓液引流是提高疗效的重要手段，临床常用的引流手段是体位引流。超声引导下的经皮穿刺引流术，能降低脓腔内压力，在短时间内将脓液及渗出物排出，可很快减轻中毒症状，降低体温；直接抽出的脓液可送致病菌培养及药敏试验，其结果有利于选择有效抗生素；用敏感抗生素直接冲洗脓腔，解决了全身给药难以有效到达病灶的问题；操作简单易行，对患者机体创伤性小，避免了纤维支气管镜给患者带来的痛苦和风险。

如果非手术治疗方式无效，感染迁延不愈，甚至有血管侵蚀引起咯血，可酌情采取手术切除脓腔或肺叶、肺段。肺组织具有很大的代偿能力，特别是小儿肺组织，因此小儿肺脓肿后遗症少，预后好。

【超声表现】

超声可以显示邻近肺脏表面或其前方伴有肺实变的肺脓肿。

早期表现：肺内显示实质性低回声团，边界清楚，形状不规则，其内可见散在极低回声或小片状无回声区，周围组织增厚、回声增强（图5-6-1）。

脓肿形成后表现：病灶坏死后形成脓腔，表现为圆形或类圆形无回声区，边界清楚，腔壁较厚，内部回声不均匀，可显示点状、片状低回声（图5-6-2）。若与支气管相通，因空气进入脓腔内，或有产气病菌感染，可见气体回声，转动体位时可以显示气液平面。

肺脓肿的脓腔可表现为肺内圆形、椭圆形或不规则的液性区，内见密集

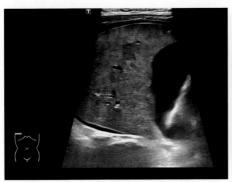

图5-6-1 肺脓肿早期表现
超声显示为肺内实质性低回声团，边界清楚，形状不规则（箭头所示）。

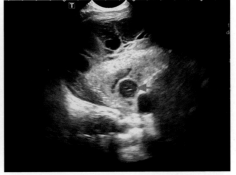

图5-6-2 肺脓肿形成后表现
圆形或类圆形无回声区，边界清楚，内部回声不均匀，可显示点状、片状低回声。

的点状回声，快速改变体位可显示漂浮征，侧方及后方可见肺气反射，周边可见假包膜样回声。

【诊断思路及要点】

小儿肺脓肿的诊断包括3个方面：

1. **诱因**　小儿肺脓肿多好发于肺炎后，因此询问既往有无上呼吸道感染的病史尤为重要。

2. **临床表现**　患儿通常表现为非特异性症状，包括发热、盗汗、咳嗽、咳痰、咯血、胸痛和乏力。

3. **超声表现**　超声上肺脓肿多呈典型的圆形、椭圆形的液性暗区，其内显示密集点状低回声，周边有假包膜样回声。

【鉴别诊断】

1. **肺囊性病变**　①先天性肺囊肿：是小儿较为少见的肺部发育畸形，CT平扫显示肺叶的单个薄壁空腔，囊壁光整，囊壁周围可见散在条索影。超声典型表现为圆形、椭圆形囊性液性暗区，内可有点状强回声，CDFI可见周边及内部无血流信号。肺囊肿合并感染时的声像图与肺脓肿的相似，但肺脓肿经抗感染后大部分可缩小并完全吸收，而肺囊肿不会消失。②小儿棘球蚴病（包虫病）：超声显示包虫囊轮廓较为清楚，囊壁可见双边结构或可见内、外囊壁分离，外囊壁较清楚，内囊壁可见轻度卷曲漂浮，囊内可见少许点片状低回声。CT显示水上浮莲征，则提示有囊壁破裂。

2. **脓胸**　是胸膜腔内的病变，分布范围多较大，在肺的轮廓线外，其内多可见分隔粘连带，无游离气体回声，周边无实变的肺组织。

3. **肺肿瘤**　周围型肺肿瘤通常表现为低回声，伴有后方回声增强，CDFI显示其内有点条状血流信号。

【其他影像学检查】

肺脓肿X线表现无特异性，难以和肺梗死、肺隔离症、空洞性肿瘤等鉴别。CT是鉴别肺脓肿与其他类似X线表现的病变的重要补充，平扫可显示结节状、团块状或不规则形的厚壁空腔，内壁不规则，气道来源的肺脓肿常单发，血行感染常多发，边缘模糊，部分病灶周围可见片状实变及磨玻璃影；

增强扫描时空洞壁可见强化，支气管血管束通常终止于不规则的肺脓肿外缘，若形成慢性肺脓肿，周围可有广泛的纤维条索影，可伴支气管扩张、肺气肿或胸膜增厚的表现。超声检查根据典型声像图及临床表现，可以明确诊断，而且无辐射损伤，能够床边检查及动态观察。超声还可用于引导穿刺抽吸液体进行细胞学检查以及向脓腔内注入抗生素治疗。

（王娜　于红奎）

## 第七节 | 肺 水 肿

【疾病概述】

▲ 概念

肺水肿（pulmonary edema，PE）是肺内血管与组织之间组织液的生成和回流平衡失调所致的肺部血管外含水量增加，增加的水积聚在肺泡、肺间质和细小支气管内，从而造成肺通气与换气功能严重障碍。临床上，肺水肿是急性呼吸衰竭的常见病因，典型表现为极度的呼吸困难、端坐呼吸、发绀、大汗淋漓、阵发性咳嗽伴大量白色或粉红色泡沫痰、双肺布满对称性湿啰音。

▲ 病因及病理机制

解剖基础：肺泡表面为上皮细胞，约有90％的肺泡表面被Ⅰ型肺泡细胞覆盖，其余为Ⅱ型肺泡细胞。这些肺泡上皮细胞排列紧密，正常情况下液体不能透过。Ⅱ型肺泡细胞可分泌肺泡表面活性物质，其在肺泡表面形成一薄层，具有降低肺泡表面张力的作用，使肺泡维持扩张，并具备防止肺泡周围间质液向肺泡腔渗漏的功能。肺毛细血管内衬着薄而扁平的内皮细胞，内皮细胞间的连接较为疏松，允许少量液体和某些蛋白质颗粒通过。电镜观察可见肺泡的上皮与血管内皮的基底膜之间部分融合，即由肺泡上皮、基底膜和毛细血管内皮3层组成，有利于血与肺泡的气体交换；部分由肺毛细血管内皮层、基底膜、胶原纤维和弹力纤维交织网、肺泡上皮、极薄的液体层和表面活性物质层组成，上皮与内皮基底膜之间被间隙（肺间质）分离，该间隙与支气管血管束周围间隙、小叶间隔和脏层胸膜下的间隙相连通，以利液体交换。

正常肺组织受姿势、重力、肺容量及循环体液量变化的影响，不断地有少量的液体、溶质及小分子血浆蛋白质通过肺毛细血管内皮细胞间的小间隙从血液循环中渗出到肺间质，但这些物质不会进入肺泡中，因为肺泡上皮细胞之间的连接非常紧密，而且滤过液一旦进入肺间质，就会被快速清除，移至邻近的支气管血管周围空间，通过淋巴管回流至循环系统。在肺毛细血管和肺泡之间存在一定的压力平衡，当肺毛细血管渗透浓度明显升高时，才可能出现失代偿情况而发生肺水肿。

肺水肿的病因可按解剖部位分为心源性和非心源性两大类，后者又可以根据发病机制的不同分成若干类型。心源性肺水肿指在某些病理状态时，如回心血量及右心输出量急剧增多或左心输出量突然严重减少，造成大量血液积聚在肺循环中，使得肺毛细血管静脉压急剧上升。当升高至超过肺毛细血管内胶体渗透压时，一方面毛细血管内血流动力学发生变化；另一方面肺循环淤血，肺毛细血管壁渗透性增高，液体通过毛细血管壁滤出，形成肺水肿。临床上由高血压性心脏病、冠心病及风湿性心脏瓣膜病所引起的急性肺水肿，占心源性肺水肿的绝大部分。心肌病、先天性心脏病及严重的快速心律失常等也可引起肺水肿，这于儿童多见。非心源性肺水肿是指无左心负荷过重，无心肌收缩力减弱，由各种原因导致的肺毛细血管通透性增加、肺毛细血管压力增加、血浆胶体渗透压降低、淋巴循环障碍或其他复合性因素所引起的肺水肿。

肺水肿可分为间质期、肺泡壁期和肺泡期。间质期是肺水肿的最早表现，液体局限在肺泡外血管和气道周围的疏松结缔组织中，支气管、血管周围间隙和叶间隔增宽，淋巴管扩张。液体进一步潴留时，进入肺泡壁期，液体蓄积在肺泡毛细血管膜，肺泡壁进行性增厚。发展到肺泡期时，可见充满液体的肺泡壁丧失了环形结构，出现褶皱。

肺水肿的病理生理改变：肺含水量增加和肺泡表面活性物质减少，可导致肺顺应性降低。肺间质和肺泡壁液体潴留可加宽弥散距离，肺泡内液体增加可引起弥散面积减少，进而导致通气/血流比值降低，引起低氧血症。上述改变导致呼吸效率降低、呼吸功耗增加。当呼吸肌疲劳不能代偿性增加通气量保证肺泡通气后，即出现二氧化碳潴留和呼吸性酸中毒。肺间质静水压力升高可压迫附近微血管，增加肺循环阻力，升高肺动脉压力。低氧和酸中毒还可使肺血管收缩，进一步恶化血流动力学，加重右心负荷，引起心功能不全。

▲ 临床表现

根据病理变化过程，肺水肿可分为5个期，每个期的临床表现有所不同。细胞水肿期：病情轻微，常有烦躁、失眠、心慌、血压升高等。间质性水肿期：阵发性呼吸困难、端坐呼吸，肺部无湿啰音，血气分析示$PaO_2$与动脉血二氧化碳分压（$PaCO_2$）可轻度降低。肺泡性水肿期：重度呼吸困难、面色苍白、发绀、大汗、咯大量粉红色泡沫样痰。肺部可闻及湿性、干性啰音，湿啰音随体位改变。血气分析示$PaO_2$显著下降，$PaCO_2$降低，甚至出现二氧化碳潴留和混合性酸中毒。休克期和终末期：极度呼吸困难、发绀、大汗淋漓、阵发性咳嗽伴大量白色或粉红色泡沫痰、双肺布满对称性湿啰音，X线胸片可见两肺蝶形片状模糊阴影，晚期可出现休克甚至死亡。

▲ 治疗

治疗措施包括对症治疗、病因治疗及去除诱发因素。

（1）对症治疗　氧疗包括鼻导管吸氧、面罩吸氧、呼吸机辅助通气，以迅速纠正低氧血症；使用消泡剂和利尿剂消除肺内水肿液；使用肾上腺皮质激素减轻肺毛细血管的通透性；抗感染；增加血浆胶体渗透压；对高血压性心脏病、冠心病、二尖瓣狭窄等引起的肺水肿可用吗啡、利尿剂、扩血管药如硝普钠、强心药如毛花苷丙等降低肺毛细血管压。

（2）病因治疗　减轻或纠正肺血管内外液体交换紊乱。输液速度过快者应立即停止或减慢速度；感染诱发者应立即应用适当抗生素；尿毒症患者可用透析治疗。

（3）其他治疗　防止弥散性血管内凝血（disseminated intravascular

coagulation，DIC），纠正电解质紊乱和酸碱失衡，输液以量出为入。

【超声表现】

肺水肿的超声主要表现为肺部不同程度的B线增多。心源性与非心源性肺水肿声像图不同。

心源性肺水肿如先天性心脏病导致的急性左心衰竭，超声表现为双肺弥漫性B线，呈瀑布征，无幸免区（图5-7-1），类似于X线胸片"大白肺"的表现。心源性肺水肿时胸膜线一般尚光滑，无肺实变，可伴大量胸腔积液。超声心动图可显示心脏增大，收缩功能降低，下腔静脉增宽，塌陷率降低（图5-7-2）。

非心源性肺水肿表现为肺部不均匀分布的B线并部分A线被遮挡；胸膜增厚、不光滑。双肺胸膜下散在片状肺实变低回声，其内可伴有支气管充气征，部分可伴有胸膜增厚、胸腔积液（图5-7-3）。

【诊断思路及要点】

肺水肿的病理变化是血管外肺内液体增加，超声表现主要是不同程度及不同分布范围的B线增多。心源性肺水肿的病因在于心脏收缩功能降低、心脏泵血功能低下、肺淤血，因此，双肺的B线分布均匀对称，B线密集；非心源性肺水肿见于肺损伤或感染，病理上为肺通气障碍，导致肺泡内水分增多，B线的分布与病变部位有关，双侧不对称，范围大小不一，常伴有不同程度的

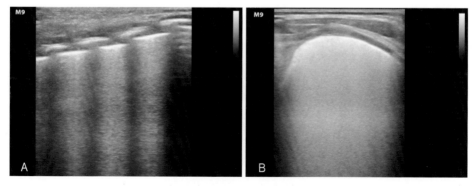

A. 垂直于肋骨的纵切图；B. 沿肋间隙的横切图。

图5-7-1 心源性肺水肿（1）

双肺显示弥漫性B线，呈瀑布征，无幸免区，A线消失，胸膜线尚光滑。

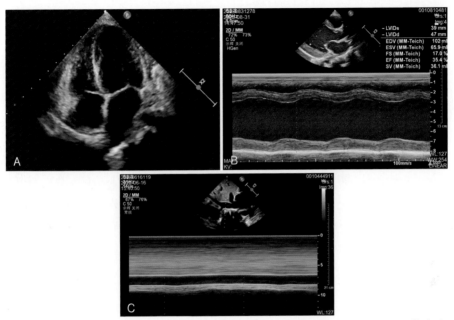

A. 心脏增大，心脏收缩功能降低；B. M型超声显示射血分数降低；C. 下腔静脉增
宽，塌陷率降低。

图5-7-2　心源性肺水肿（2）

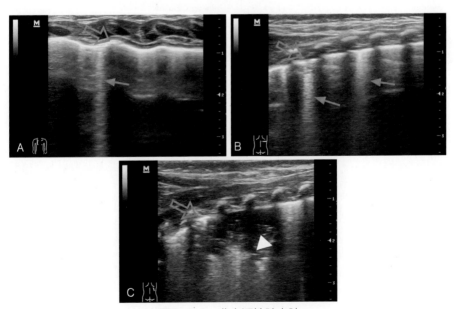

图5-7-3　非心源性肺水肿

超声表现为肺部不均匀分布的B线并部分A线被遮挡（A、B实心箭头所示）；胸膜增
厚、不光滑（A、B、C空心箭头所示）；胸膜下散在片状肺实变低回声（C三角形所
示），其内可伴有支气管充气征。

肺实变及胸膜线增粗、不光滑。

【鉴别诊断】

新生儿肺水肿需与新生儿湿肺鉴别，后者又称暂时性呼吸困难，是由肺内液体积聚所致的一种自限性疾病，多见于足月儿。发病机制为肺内液体吸收清除延迟。临床表现为呼吸困难，在出生后6小时内即出现呼吸困难，病程较新生儿呼吸窘迫综合征短，数小时或1天内可恢复正常。超声表现为双肺广泛分布的B线，呈瀑布征，A线消失。实时检查时肺滑动征减弱或消失，肺搏动征增强。

【其他影像学检查】

肺水肿的传统影像学检查方法首选X线，病程的每个时期有典型的表现，但是X线对早期轻度肺水肿不敏感，且有放射损伤。超声作为检测肺水肿的新技术，得到了临床医生的一致认可，轻微肺水肿即可显示B线的增多，较X线敏感，且具有快捷、方便、无创、无辐射损伤、便于动态复查指导临床治疗等优势，还可以应用超声进行心脏等多系统检查以鉴别诊断。

（刘晓　梁宇峰　于红奎）

# | 第八节 | 新型冠状病毒肺炎*

【疾病概述】

▲ 概念

新型冠状病毒肺炎（coronavirus disease 2019，COVID-19）是感染2019新型冠状病毒导致的肺炎，其传染性强，已在全球范围内引起大流行，主要通

---

\* 2022年初，奥密克戎变异株迅速取代德尔塔变异株，成为全球绝对优势流行株。国内外证据显示，奥密克戎变异株的肺部致病力明显减弱，临床表现已由肺炎为主衍变为以上呼吸道感染为主，故2022年12月26日国家卫生健康委员会发布公告，将新型冠状病毒肺炎更名为新型冠状病毒感染。本文写于新型冠状病毒肺炎流行期间，所述内容与超声表现等均符合该病特点，故节名仍沿用"新型冠状病毒肺炎"，未作更改。本文仍对诊断新型冠状病毒感染合并肺炎有一定参考价值。

过呼吸道飞沫和密切接触传播，人群普遍易感。该病毒是一种全新的冠状病毒，与2003年在中国导致"非典"的SARS冠状病毒在进化上较为相似，属于冠状病毒科β冠状病毒属。大多数患者预后良好，部分患者在发病后迅速出现呼吸困难和低氧血症，进而发展为急性呼吸窘迫综合征（ARDS），甚至多器官衰竭、死亡。

▲ 病因及病理机制

导致COVID-19的病原体为一种新型冠状病毒（2019 novel corona virus，2019nCoV），现被命名为SARS冠状病毒2（SARS corona virus 2，SARS-CoV-2），该病毒引起COVID-19肺炎的分子发病机制如下。

（1）病毒直接侵犯　刺突蛋白（spike protein）通常被称为S蛋白，位于冠状病毒最外层，是冠状病毒最重要的表面蛋白，与病毒的传染能力密切相关。S蛋白包含两个亚基：S1和S2。S1包含受体结合区域，负责识别宿主细胞内受体，同时承担了病毒与宿主细胞膜相结合的重要功能；S2含有膜融合过程所需的基本化学元件，可促进病毒包膜与宿主细胞膜融合，与病毒的侵入能力有关。另外，SARS-CoV-2通过S蛋白与宿主细胞膜表面的血管紧张素转化酶2（angiotensin-conrerting enzyme 2，ACE2）的相互作用来侵袭宿主细胞。ACE2在人体各组织细胞广泛表达，除了在肺泡上皮细胞、小肠上皮细胞、血管内皮细胞表达丰富外，还表达于心脏内皮细胞及心肌细胞、肾小管上皮细胞、睾丸间质细胞等。SARS-CoV-2侵入人体，病毒的S蛋白与ACE2接触后，病毒与ACE2的跨膜区域一起通过胞吞作用进入细胞，在胰蛋白酶或弗林蛋白酶的作用下，S蛋白被进一步激活，发生膜融合后释放出新冠病毒RNA，引起肺部细胞损伤，造成弥漫性肺间质及肺泡内膜水肿，进而导致急性低氧性呼吸功能不全，甚至ARDS。

（2）细胞免疫功能下降　病毒进入人体后通过细胞膜将一部分病毒碎片传递到细胞外，人体免疫细胞广泛聚集并消灭病毒，由于病毒不断繁殖，大量淋巴细胞和单核细胞被消耗和破坏，导致机体免疫功能下降，清除、杀灭病毒能力明显不足，进而导致病毒更大量繁殖，破坏正常淋巴组织细胞。

（3）炎症风暴　病毒侵入人体后激活促炎症细胞因子的表达，导致被感染的细胞产生多种细胞因子，进一步激活效应细胞及 T 淋巴细胞、自然杀伤细胞等免疫细胞，免疫细胞继续分泌更多的细胞因子，这些细胞因子与各自的受体结合，不仅高效杀灭病毒还损伤正常器官组织，导致肺纤维化、内皮功能障碍并持续放大炎症反应，形成细胞因子风暴。

其他参与COVID-19发病的分子机制有细胞凋亡级联反应、免疫串扰失调和凝血异常、细胞代谢异常等。

COVID-19患者肺部组织早期可出现肺水肿、蛋白质渗出、肺泡腔内多核巨细胞和巨噬细胞浸润等病理改变，但透明膜形成不明显。病程后期出现双肺弥漫性肺泡损伤伴纤维黏液样渗出物，大量的肺间质纤维化伴部分透明变性，肺水肿、肺泡上皮细胞脱落、透明膜形成，以淋巴细胞为主的间质炎性细胞浸润。

尸检发现，肉眼观肺部呈斑片状，可见灰白色病灶及暗红色出血，切面可见大量黏稠的分泌物从肺泡内溢出，并可见纤维条索。病理显示肺泡腔内有浆液、纤维蛋白性渗出物积聚及透明膜形成，肺泡间隔充血、水肿。

▲ 临床表现

COVID-19根据病情严重程度分为轻型、普通型、重型及危重型4类，大部分为非重症型。

患者初始症状以发热、干咳、乏力为主要表现，还有部分患者有全身酸痛、心悸、胸闷。重症患者多在发病1周后出现呼吸困难和/或低氧血症，危重型患者可快速进展为ARDS、脓毒症休克、难以纠正的代谢性酸中毒和凝血功能障碍及多器官功能衰竭等。除呼吸系统受累外，还可有全身多系统表现，如嗅觉、味觉减退或丧失，恶心或呕吐、腹泻、结膜炎、红斑、丘疹、冻疮样病变等。少数患者以嗅觉、味觉减退或丧失为首发症状。

实验室检查结果为淋巴细胞计数减少，C反应蛋白及炎症因子升高；重症患者的淋巴细胞计数和白细胞计数减少得更为明显。

影像学检查，胸部X线及CT早期表现为肺外周多发小斑片影及间质改变呈磨玻璃影，后期发展至严重者表现为双肺弥漫磨玻璃变，甚至可出现肺实变。

▲ 治疗

目前，缺乏针对新型冠状病毒肺炎的有效药物，以隔离治疗、对症支持治疗为主，危重型病例应当尽早入住重症监护室治疗。

（1）一般治疗　卧床休息，支持治疗，保证充分能量及蛋白质摄入，保持水电解质平衡，密切监测生命体征、氧饱和度。给予有效氧疗措施，包括鼻导管吸氧、面罩吸氧或机械辅助通气。

（2）抗病毒治疗　部分抗病毒药物可以抑制病毒在人体内的复制和传播。氯喹、羟氯喹具有潜在广谱抗病毒活性。恢复期患者血浆中存在特异性抗体，可用以中和血液中的病原体达到治疗效果。

（3）免疫治疗　抗细胞因子和免疫调节剂可增强免疫力。糖皮质激素治疗有抗炎、抗毒、抗过敏、抗休克作用，可调节免疫活性和减轻炎症反应。

（4）中医治疗　根据不同个体，辨证施治。

（5）其他治疗　包括抗凝、血液净化等，必要时给予心理疏导治疗。

【超声表现】

COVID-19患者病变大部分位于双肺外周胸膜下，这非常有利于超声检测，因为超声波遇到气体会发生全反射，不能显示位于肺实质内远离胸膜的病变。二维超声声像图表现为胸膜线增粗、不光滑，B线不同程度增多、分布不均匀，不同程度的肺实变、胸腔积液。

COVID-19引起肺泡内含液量增多、肺内气体减少、间质水肿，超声图像上表现为胸膜线增粗、不光滑（图5-8-1）和范围不等、程度不同的B线（图5-8-2），这些超声表现均是肺脏含水量增加、肺水肿的体现。随着病情的进

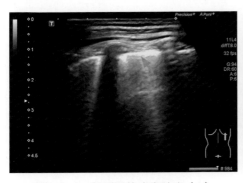 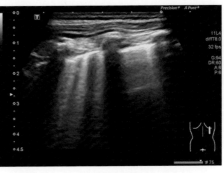

图5-8-1　新型冠状病毒肺炎（1）
肺超声显示病变局部胸膜线不规则增粗、不光滑（箭头所示）。

图5-8-2　新型冠状病毒肺炎（2）
超声显示病变区域B线不均匀增多。

展，渗出液增多，肺泡塌陷，间隔纤维组织增生，出现肺实变，超声图像上表现为实质性低回声伴或不伴支气管充气征（图5-8-3），以双肺后下区多见。散在B线是COVID-19最常见的超声征象，而胸膜下肺实变、弥漫性B线和胸腔积液则相对少见。

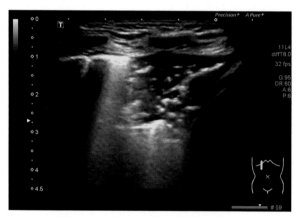

图5-8-3　新型冠状病毒肺炎（3）
超声显示病变区域肺实变低回声伴支气管充气征。

**【诊断思路及要点】**

诊断COVID-19，首先要有流行病学史和核酸检测阳性报告。超声表现要点：①双肺散在分布的B线增多；②胸膜线增粗、不光滑；③双肺胸膜下散在片状肺实变。

**【鉴别诊断】**

患儿出现的胸膜线异常、B线增多、胸膜下片状肺实变等都并非疾病特异性超声改变，新生儿肺炎、呼吸窘迫综合征等疾病也可出现不同程度相似的超声影像学改变。因此需要结合患儿流行病学史、临床表现及其他辅助检查进行综合判断。

**【其他影像学检查】**

在COVID-19流行早期，X线胸片是首选的影像学检查方法，但是部分病例早期没有明显的X线胸片表现，准确率较低。相当一部分X线胸片阴性的患者胸部CT都有典型表现，因此，胸部CT被推荐为确诊的标准，但是CT有辐射。肺超声检查有其优势：①可减少患者的辐射暴露；②有研究显示，部分病例胸部 CT 仅提示肺纹理增多，但肺超声能检测到部分肺区肺水肿声像，也有研究发现一些肺超声有病理声像图表现而X线胸片阴性的病例，提示在疾病的早期和轻度阶段肺超声检查的敏感性较X线胸片与CT高；③超声检查可在床旁进行，可以减少患者在医院内的活动，从而减少接触病毒的医护人员和医疗设备的数量。此外，对于已确诊或疑似的COVID-19患者，无线超声设备的研发和使用都是最合适的，无线探头容易被一次性塑料包裹，消毒程序简单，可减少感染的风险。

（刘晓　于红奎）

## 参考文献

［1］严英榴，杨秀雄. 产前超声诊断学［M］. 2版. 北京：人民卫生出版社，2012.

［2］黄福光，黄品同. 胎儿与小儿超声诊断学［M］. 北京：人民卫生出版社，2008.

［3］ADAMS N C, VICTORIA T, OLIVER E R, et al. Fetal ultrasound and magnetic resonance imaging: a primer on how to interpret prenatal lung lesions［J］. Pediatr Radiol, 2020, 50（13）: 1839-1854.

［4］KUNISAKI S M, SAITO J M, FALLAT M E, et al. Fetal risk stratification and outcomes in children with prenatally diagnosed lung malformations: results from a multi-Institutional research collaborative［J］. Ann Surg, 2022, 276（5）: e622-e630.

［5］OYEWUMI M, INAREJOS E, GREER ML, et al. Ultrasound to differentiate thyroglossal duct cysts and dermoid cysts in children［J］. Laryngoscope, 2015, 125（4）: 998-1003.

［6］ITO A, TAKAO M, SHIMAMOTO A, et al. Introduction of thoracoscopic surgery for congenital pulmonary airway malformation in infants: review of 13 consecutive surgical cases [J]. J Thorac Dis, 2019, 11 (12): 5079−5086.

[7] OEPKES D, DEVLIEGER R, LOPRIORE E, et al. Successful ultrasound−guided laser treatment of fetal hydrops caused by pulmonary sequestration [J]. Ultrasound Obstet Gynecol, 2007, 29 (4): 457−459.

[8] WEI Y, LI F. Pulmonary sequestration: a retrospective analysis of 2625 cases in China [J]. Eur J Cardiothorac Surg, 2011, 40 (1): e39−e42.

[9] FIEVET L, GOSSOT D, DE LESQUEN H, et al. Resection of bronchogenic cysts in symptomatic versus asymptomatic patients: an outcome analysis [J]. Ann Thorac Surg, 2021, 112 (5): 1553−1558.

[10] AKTOĞU S, YUNCU G, HALILÇOLAR H, et al. Bronchogenic cysts: clinicopathological presentation and treatment [J]. Eur Respir J, 1996, 9 (10): 2017−2021.

[11] YU H K, LI Z H, LIU X, et al. Sonographic characteristics of congenital pulmonary airway malformations in children: a report of 21 cases and review of literature [J]. Advanced Ultrasound in Diagnosis and Therapy, 2018, 2 (2): 133−138.

[12] KO D R, CHUNG Y E, PARK I, et al. Use of bedside sonography for diagnosing acute epiglottitis in the emergency department: a preliminary study [J]. J Ultrasound Med, 2012, 31 (1): 19−22.

[13] LIANG H Y, LIANG X W, CHEN Z Y, et al. Ultrasound in neonatal lung disease [J]. Quant Imaging Med Surg, 2018, 8 (5): 535−546.

[14] JOBE A H, BANCALARI E. Bronchopulmonary dysplasia [J]. Am J Respir Crit Care Med, 2001, 163 (7): 1723−1729.

[15] KALIKKOT THEKKEVEEDU R, GUAMAN M C, SHIVANNA B. Bronchopulmonary dysplasia: a review of pathogenesis and pathophysiology [J]. Respir Med, 2017, 132: 170−177.

[16] 刘敬, 邱如新, 高月乔. 肺脏超声在早产儿支气管肺发育不良诊断中的

应用［J］.中国实用儿科杂志，2020，35（2）：97-100.

［17］GAO S，XIAO T，JU R，et al. The application value of lung ultrasound findings in preterm infants with bronchopulmonary dysplasia［J］. Transl Pediatr，2020，9（2）：93-100.

［18］MATHUR N B，GARG K，KUMAR S. Respiratory distress in neonates with special reference to pneumonia［J］. Indian Pediatr，2002，39（6）：529-537.

［19］XIAO T T，JIN M，JU R，et al. Value of bedside lung ultrasound in the diagnosis of neonatal pneumonia［J］. Chin J Contemp Pediatr，2018，20（6）：444-448.

［20］LIU J，LIU F，LIU Y，et al. Lung ultrasonography for the diagnosis of severe neonatal pneumonia［J］. Chest，2014，146（2）：383-388.

［21］LIU J. Lung ultrasonography for the diagnosis of neonatal lung disease［J］. J Matern Fetal Neonatal Med，2014，27（8）：856 -861.

［22］MALLA D，RATHI V，GOMBER S，et al. Can lung ultrasound differentiate between bacterial and viral pneumonia in children?［J］. J Clin Ultrasound，2021，49（2）：91-100.

［23］BASILE V，DI MAURO A，SCALINI E，et al. Lung ultrasound：a useful tool in diagnosis and management of bronchiolitis［J］. BMC Pediatr，2015，15：63.

［24］PIASTRA M，YOUSEF N，BRAT R，et al. Lung ultrasound findings in meconium aspiration syndrome［J］. Early Hum Dev，2014，90（Suppl 2）：S41-S43.

［25］LIU J，CAO H Y，FU W. Lung ultrasonography to diagnose meconium aspiration syndrome of the newborn［J］. J Int Med Res，2016，44（6）：1534-1542.

［26］LIU J，CHEN S W，LIU F，et al. The diagnosis of neonatal pulmonary atelectasis using lung ultrasonography［J］. Chest，2015，147（4）：1013-1019.

［27］VOLPICELLI G, ELBARBARY M, BLAIVAS M, et al. International evidence-based recommendations for point-of-care lung ultrasound ［J］. Intensive Care Med, 2012, 38（4）: 577-591.

［28］LOVRENSKI J. Lung ultrasonography of pulmonary complications in preterm infants with respiratory distress syndrome ［J］. Ups J Med Sci, 2012, 117（1）: 10-17.

［29］HU C B, LICHTENSTEIN D A. Past, present and future of lung ultrasound in critical illness ［J］. Chin J Diagnostics（Electronic Edition）, 2018, 6（2）: 77-79.

［30］SWARNAM K, SORAISHAM A S, SIVANANDAN S. Advances in the management of meconium aspiration syndrome ［J］. Int J Pediatr, 2012, 2012: 359571.

［31］QIAN L, LIU C, ZHUANG W, et al. Neonatal respiratory failure: a 12-month clinical epidemiologic study from 2004 to 2005 in China ［J］. Pediatrics, 2008, 121（5）: e1115-e1124.

［32］COPETTI R, CATTAROSSI L, MACAGNO F, et al. Lung ultrasound in respiratory Distress syndrome: a useful tool for early diagnosis ［J］. Neonatology, 2008, 94（1）: 52-59.

［33］FISCHER C, RYBAKOWSKI C, FERDYNUS C, et al. A population-based study of meconium aspiration syndrome in neonates born between 37 and 43 weeks of gestation ［J］. Int J Pediatr, 2012, 2012: 321545.

［34］GANDHI C K. Management of meconium-stained newborns in the delivery room ［J］. Neonatal Netw, 2018, 37（3）: 141-148.

［35］KUREPA D, ZAGHLOUL N, WATKINS L, et al. Neonatal lung ultrasound exam guidelines ［J］. J Perinatol, 2018, 38（1）: 11-22.

［36］PERONI D G, BONER A L. Atelectasis: mechanisms, diagnosis and management ［J］. Paediatr Respir Rev, 2000, 1（3）: 274-278.

［37］PRECIADO D, VERGHESE S, CHOI S. Aggressive bronchoscopic

management of plastic bronchitis［J］. Int J Pediatr Otorhinolaryngol，
2010，74（7）：820-822.

［38］刘敬，曹海英，程秀永.新生儿肺脏疾病超声诊断学［M］. 2版.郑
州：河南科学技术出版社，2019：173-178.

［39］REDDING G J. Atelectasis in childhood［J］. Pediatr Clin North Am.
1984，31（4）：891-905.

［40］李广洪，白波.肺脏超声与X线检查在新生儿肺不张中的诊断价值比较
［J］.临床合理用药杂志，2016，9（26）：139-140.

［41］HUGGINS J T, DOEIKEN P, SAHN S A. The unexpandable lung［J］.
F1000 Med Rep，2010，2：77.

［42］刘敬，付薇，熬博，等.肺脏超声监测下支气管-肺泡灌洗治疗新生儿
肺不张32例［J］.中华围产医学杂志，2017，20（3）：213-218.

［43］LICHTENSTEIN D A, LASCOLS N, MEZIÈRE G, et al. Ultrasound
diagnosis of alveolar consolida tion in the critically ill［J］. Intensive Care
Med，2004，30（2）：276-281.

［44］刘敬，刘颖，王华伟，等.肺脏超声对新生儿肺不张的诊断价值［J］.
中华儿科杂志，2013，51（9）：644-648.

［45］LICHTENSTEIN D, GOLDSTEIN I, MOURGEON E, et al.
Comparative diagnostic performances of auscultation, chest radiography,
and lung ultrasonography in acute respiratory distress syndrome［J］.
Anesthesiology，2004，100（1）：9-15.

［46］CHEN S W, ZHANG M Y, LIU J. Application of lung ultrasonography
in the diagnosis of childhood lung diseases［J］. Chin Med J（Engl），
2015，128（19）：2672-2678.

［47］PATRADOON-HO P, FITZGERALD D A. Lung abscess in children
［J］. Paediatr Respir Rev，2007，8（1）：77-84.

［48］CHAN P C, HUANG L M, WU P S, et al. Clinical management and
outcome of childhood lung abscess: a 16-year experience［J］. J Microbiol

Immunol Infect, 2005. 38（3）: 183-188.

［49］YU H. Management of pleural effusion, empyema, and lung abscess［J］. Semin Intervent Radiol, 2011, 28（1）: 75-86.

［50］夏焙. 小儿超声诊断学［M］. 2版. 北京: 人民卫生出版社, 2013.

［51］CHEN H J, YU Y H, TU C Y, et al. Ultrasound in peripheral pulmonary air-fluid lesions: color Doppler imaging as an aid in differentiating empyema and abscess［J］. Chest, 2009, 135（6）: 1426-1432.

［52］刘庆华, 姜忠强, 宋日宏, 等. 超声诊断小儿先天性肺囊肿9例［J］. 罕少疾病杂志, 2004, 11（5）: 38, 封2.

［53］LIN F C, CHOU C W, CHANG S C. Differentiating pyopneumo thorax and peripheral lung abscess: chest ultrasonography［J］. Am J Med Sci, 2004, 327（6）: 330-335.

［54］RUMENDE C M. The role of ultrasonography in the management of lung and pleural diseases［J］. Acta Med Indones, 2012, 44（2）: 175-183.

［55］COPETTI R, SOLDATI G, COPETTI P, et al. Chest sonography: a useful tool to differentiate acute cardiogenic pulmonary edema from acute respiratory distress syndrome［J］. Cardiovasc Ultrasound, 2008, 6: 16.

［56］王霜, 王贵佐, 唐甜, 等. 新型冠状病毒肺炎发病机制及药物治疗研究进展［J］. 陕西医学杂志, 2021, 50（5）: 638-641.

［57］陶青霄, 石春薇. 新型冠状病毒肺炎发病机制分析［J］. 华中科技大学学报（医学版）, 2020, 49（2）: 156-160.

［58］MUSOLINO A M, SUPINO M C, BUONSENSO D, et al. Lung ultrasound in the diagnosis and monitoring of 30 children with coronavirus disease 2019［J］. Pediatr Pulmonol, 2021, 56（5）: 1045-1052.

［59］TÜRE E, KORKMAZ M F, AKSOY F D, et al. Point-of-care lung ultrasound findings in the pediatric emergency clinic during the COVID-19 pandemic［J］. J Clin Ultrasound, 2021, 49（2）: 85-90.

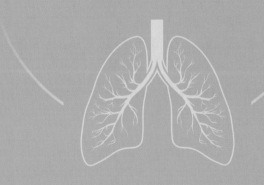

# 第六章
# 小儿胸腔、纵隔及横膈疾病

# | 第一节 | 胸 腔 积 液

【疾病概述】

▲ 概念

胸膜腔为脏胸膜和壁胸膜之间的潜在间隙，正常人胸膜腔内有少量液体，在呼吸运动时可起到润滑的作用，减少呼吸时脏胸膜和壁胸膜的摩擦。当各种原因导致胸膜腔内液体增多积聚时，即形成胸腔积液（pleural effusion）。

▲ 病因及病理机制

正常情况下，胸膜腔内的少量液体并非处于静止状态，而是处于一种持续滤出和吸收的动态平衡状态。在每个呼吸周期中，胸膜腔内压力的变化维持了胸腔积液的正常循环。其中胸膜在胸腔积液的产生和吸收中起到了重要作用。若胸膜腔内液体形成过快或吸收过缓，便出现胸腔积液。

胸腔积液在临床上较为常见，肺、胸膜及肺外因素均可引起。按发病机制可分为漏出性胸腔积液和渗出性胸腔积液。常见的病因及发病机制为：①胸膜毛细血管内静水压增高可产生漏出液，如心力衰竭、缩窄性心包炎、血容量增加、上腔静脉或奇静脉受阻；②胸膜毛细血管内胶体渗透压降低产生漏出液，如低蛋白血症、肝硬化、肾病综合征、急性肾小球肾炎；③胸膜通透性增加产生渗出液，如胸膜炎症、肿瘤、结缔组织病、膈下炎症、肺梗死等；④壁胸膜淋巴引流障碍产生渗出液，如肿瘤性淋巴管阻塞、发育性淋巴管引流异常等；⑤损伤如主动脉瘤、胸导管、食管破裂可分别产生血胸、乳糜胸、脓胸。

▲ 临床表现

胸腔积液的症状与病因及积液量的多少有关。最常见的临床表现为胸闷和呼吸困难，其次为咳嗽、胸痛、发热等。少量胸腔积液时可无明显症状、体征。当出现中等以上胸腔积液，视诊可见患侧胸廓饱满，呼吸活动度减弱，触诊可及患侧触觉语颤减弱，气管向健侧移位，叩诊呈浊音，听诊呼吸音减弱或消失。

▲ 治疗

胸腔积液常为胸部或全身性疾病的一部分，其治疗主要为病因治疗。当积液量多时可行胸腔穿刺引流术。

【超声表现】

超声检查可采取坐位或半坐位、仰卧位。因受重力影响，非局限性胸腔积液聚集于身体低位，如条件允许，坐位检查准确性更好。当积液量大时，应用凸阵探头，其较高的穿透性可完整显示积液范围；积液量少或需仔细观察积液内情况时，可选用高频线阵探头。一般沿腋后线逐个肋间扫查，通过测量肺表面至胸腔后壁或侧壁的积液深度来大体评估胸腔积液量，但积液量是有体位依赖性的，不同体位，其测量方法不同，测值也不同。目前，超声对胸腔积液量的评估尚未达成统一标准。比较推荐的是Goecke和Schwerk提出的公式：胸腔积液量（mL）=（H+D）×70，H为胸腔侧壁液体的最大高度（cm），D为肺底至横膈顶的距离（cm）（图6-1-1）。Hassan等对几个常用超声计算公式进行验证后，发现上述公式准确率最高，达83%。

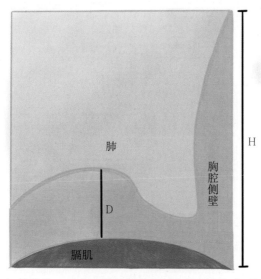

图6-1-1 Goecke和Schwerk提出的计算胸腔积液容积的公式：胸腔积液量（mL）=（H+D）×70，H为胸腔侧壁液体的最大高度（cm），D为肺底至横膈顶的距离（cm）

资料来源：Maged Hassan，Rana Rizk，Hatem Essam，Ahmed Abouelnour，"Validation of Equations for Pleural Effusion Volume Estimation by Ultrasonography，"*Journal of Ultrasound* 20，no.4（2017）：267-271.

漏出性胸腔积液大多数为无回声，表现为壁胸膜与脏胸膜之间的液性暗区（图6-1-2）。当为渗出液或合并出血时，积液内可出现点状弱回声漂浮（图6-1-3）。化脓性胸腔积液内显示絮状、网格样分隔回声（图6-1-4），由于坏死组织、脓细胞等有形成分下沉于胸腔底部，可出现分层现象，上部呈无回声区，下部呈不均匀低、中等回声。当为恶性胸腔积液时，可见胸膜增厚，或出现胸膜结节。

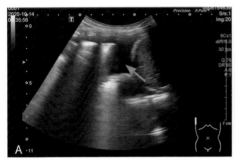 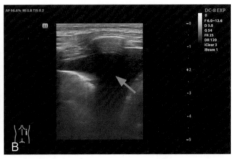

图6-1-2 漏出性胸腔积液

胸膜腔内无回声区，内透声好（A、B箭头所示）。

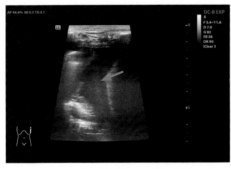 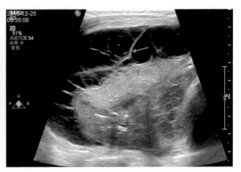

图6-1-3 渗出性胸腔积液或合并出血

积液内可出现点状回声漂浮（箭头所示）。

图6-1-4 化脓性胸腔积液

积液内显示絮状、网格样分隔回声（箭头所示）。

游离性胸腔积液形状不定，随体位改变移动，坐位时积聚于胸膜腔底部，纵切面显示为上窄下宽的三角形无回声区，大量积液可导致压迫性肺不张，表现为液性暗区内楔形与肺门相连的实质性低回声（图6-1-5）。包裹性胸腔积液位置固定，可局限于肺叶间、肺底等处，呈类圆形囊状液性区，多为渗出液，壁厚，内部常显示分隔回声（图6-1-6）。对于包裹性积液，应对其大体位置、范围及积液内情况进行描述。

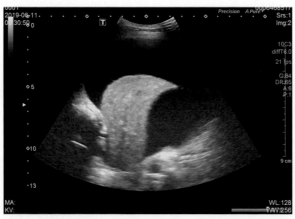

图6-1-5 大量胸腔积液伴压迫性肺不张

超声表现为液性暗区内楔形与肺门相连的实质性低回声。

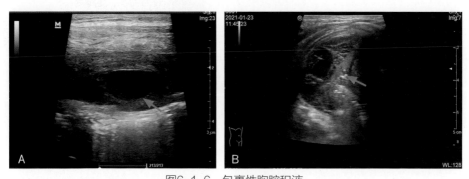

图6-1-6 包裹性胸腔积液

局限于肺叶间的呈类圆形囊状无回声区，壁厚（A），内部常显示分隔回声（B）。

【诊断思路及要点】

胸腔积液的诊断并不困难。在发现胸腔积液时，先判断是游离性还是包裹性积液，同时描述积液的内部回声情况，是无回声还是复杂回声，有无分隔，是否伴胸膜增厚和胸膜结节等。提供尽可能多的超声形态学特征，为临床查找胸腔积液的病因提供参考依据。另外，超声检查的关键是如何正确地测量以及大致评估液体量。虽然目前对于积液量的测量及评估尚无统一方法，但对同一患者的多次检查要尽量统一测量方法，以达到好的重复性及病情随访的可靠性。

**【鉴别诊断】**

绝大部分情况下，胸腔积液的诊断比较明确，无须鉴别。有时需与先天性肺气道畸形（4型）鉴别，4型先天性肺气道畸形表现为肺外周巨大囊性无回声区，常见于肺底，与大量胸腔积液声像图一样均表现为无回声暗区，但先天性肺气道畸形呈囊状，于肋膈角处边缘呈钝角，而胸腔积液呈锐角。

**【其他影像学检查】**

胸腔积液的诊断依赖X线、CT、超声等检查。X线检查时往往要求患者取站立位，而对于重症监护室等仰卧位患者，X线对胸腔积液诊断不敏感。有研究显示，即便在站立位、深呼吸等良好条件下，胸腔积液量也至少需达150 mL时才能被胸部X线所显示，而仰卧位时则至少需达500 mL。超声对少量胸腔积液的观察比X线胸片更敏感，积液量仅15 mL时即可被超声发现。另外，X线仅能粗略判断胸腔积液量，不如超声精确。超声还可显示积液内部回声情况、是否局限、有无分隔及分隔的大小、密度、胸膜情况等，并可在实时引导下行胸腔穿刺引流及置管术，这些都是X线无法做到的。同时，超声兼具方便、无辐射、价格低廉、可动态监测等优点，其在临床应用中的地位越来越重要。CT虽可对积液量做出判断，但其辐射性及不可移动性限制了它在临床中的普遍应用。然而，CT在显示肺实质、肺门、纵隔区域等方面更好，因此临床上必须多种影像学检查方式互补使用。

（方倩　印根权）

## 第二节　气　　胸

**【疾病概述】**

▲ 概念

气胸（pneumothorax）指胸膜腔内气体的异常积聚。正常情况下，胸膜腔为不含空气而具有负压的密闭的潜在性腔隙。其负压不仅可使肺处于扩张状态，还能促进血液、淋巴液的回流。当胸膜出现破损时，空气进入胸膜腔，致使腔内积气，即为气胸。

▲ 病因及病理机制

根据病因，气胸可分为自发性气胸、医源性气胸、外伤性气胸。自发性气胸又分为原发性和继发性。原发性自发性气胸多见于无基础肺部疾病的瘦高体型的男性青壮年，多为胸膜下微小泡或肺大疱的破裂；继发性自发性气胸多见于有基础肺部疾病的患者，如呼吸道严重梗阻（慢性阻塞性肺疾病、气道异物、新生儿窒息、哮喘等）、肺部感染、肺部弥漫性病变、肿瘤等。医源性气胸可见于各种侵入性操作后（如胸膜穿刺、气管切开、胸腔手术、机械通气等）。

根据脏胸膜破裂口的形状，气胸又分为闭合性气胸、开放性气胸及张力性气胸。闭合性气胸的破裂口随肺萎缩而闭合，呼吸过程中，空气不再进入胸膜腔；开放性气胸裂口大，且持续存在，呼吸过程中空气可自由进出胸膜腔；张力性气胸裂口呈单向活瓣，吸气时活瓣打开，空气从裂口进入胸膜腔，呼气时活瓣关闭，空气不能排出，胸膜腔积气越来越多，压力不断上升，症状较重，甚至会导致死亡。

气胸发生时，由于失去了胸腔负压对肺组织的牵引，甚至因进入胸膜腔的气体的压迫，肺组织回缩，肺容量缩小，导致通气/血流比例失调，引起低氧血症。患者出现呼吸困难、呼吸频率加快、口唇发绀等症状。大量气胸时，胸腔压力增高，使静脉回心血量下降，心输出量下降，从而影响循环功能，严重者可出现呼吸循环衰竭。

▲ 临床表现

气胸是新生儿常见的危重症之一。婴幼儿气胸发病往往较危急。

气胸的临床症状与起病缓急、气体量的多少、气胸类型及原发疾病情况等有关。其临床表现多为突发胸痛、呼吸急促、呼吸困难、患儿烦躁不安等，当气体刺激胸膜时，可出现刺激性咳嗽。

查体时，气胸的典型征象如下。①视诊：患侧胸部隆起，肋间隙增宽；②触诊：气管向健侧移位，呼吸运动和触觉语颤减弱；③叩诊：呈鼓音，心脏浊音区不清，右侧气胸可使肝浊音界下降；④听诊：呼吸音减弱或消失。

▲ 治疗

不同类型及程度的气胸，治疗方法不同，可选择保守治疗或手术治疗。目的是促进肺复张、消除症状、减少复发。对于少量的稳定的闭合性气胸，可先观察，多于1~2周内自行吸收。开放性气胸应立即封闭胸壁伤口。对于大量闭合性气胸、开放性气胸、张力性气胸，需行胸膜腔穿刺抽气或胸腔闭式引流术。若保守治疗无效，或合并血气胸、肺大疱、反复气胸等，可行胸腔镜或开胸手术、胸膜固定术，同时注意原发疾病的处理。

【超声表现】

超声检查时一般采取仰卧、俯卧或侧卧位，选取高频线阵探头，探头垂直于胸壁，纵向与横向扫查胸壁的各个区域。探头先垂直于肋骨纵向扫查，后沿肋间隙横向扫查。对于气胸患儿，通常先扫查胸部的最高处，尤其是在紧急情况下。

气胸的主要超声征象：①实时超声下肺滑动征消失，这是气胸最重要的征象。如存在，可排除气胸。肺滑动征消失是因为气体进入胸膜腔，受胸膜腔气体遮挡，不能显示呼吸运动时局部脏胸膜相对于胸壁的移动。值得注意的是，以肺滑动征消失诊断气胸还需要排除两种特殊情况，一是患者既往行胸膜固定术，二是患者检查时为憋气状态。②胸膜线与A线存在（图6-2-1）。如消失，可基本排除气胸。③无B线显示。正常情况下，偶尔显示零星B线，如存在B线，可基本排除气胸。④肺点。肺点是气胸的特异性征象，也被

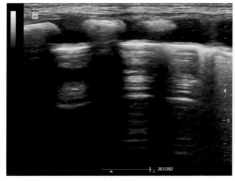

图6-2-1 气胸（1）
胸膜线与A线存在。

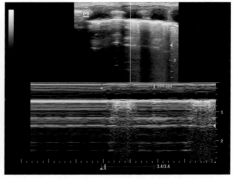

图6-2-2 气胸（2）
M型超声显示平流层征。

认为是诊断气胸的金标准。然而，肺点的识别较为困难，B型与M型超声均可发现该点，但M型超声相对更容易。而且，重度气胸时难以显示肺点。利用肺点诊断气胸的特异性为100％，敏感性约为70％。⑤在M型超声下，气胸时胸膜线深方呈平流层征（图6-2-2）。

【诊断思路及要点】

对临床怀疑气胸者，超声诊断思路如下：①首先观察胸膜线与A线，如消失，可排除气胸；②如胸膜线与A线存在，实时超声下观察肺滑动征情况，如存在，可排除气胸；③如胸膜线与A线存在而肺滑动征消失，进一步观察B线，如存在，可排除气胸，如消失，可确诊气胸；④在上述基础上观察肺点，如存在，则考虑为轻-中度气胸，如不存在，则有可能为重度气胸；⑤必要时行M型超声进一步确认，如呈沙滩征，可排除气胸，如呈平流层征或发现肺点，则可确诊气胸。

【鉴别诊断】

1. 皮下气肿　临床上皮下气肿多发生于胸部，是由肺、气管、支气管或胸膜破损后气体自病变部位溢出，积存于皮下组织所致。触诊呈"握雪感""捻发感"。超声可见气体混响伪像（A线）与探头间无胸壁软组织（皮下脂肪层、肌肉层）声像，深方组织因气体产生的伪影而难以显示；而气胸时气体混响伪像（A线）与探头间可见正常胸壁软组织。

2. 肺大疱　肺大疱是各种原因导致的肺泡扩大、破裂、融合形成的位于肺组织内的含气囊腔，可为先天性或后天性因素所致。肺大疱破裂可形成自发性气胸。超声下，可根据肺滑动征是否存在鉴别气胸及肺大疱。气胸时，肺滑动征消失；肺大疱时可见肺滑动征。

【其他影像学检查】

既往气胸的诊断依赖X线及CT检查。典型气胸的X线表现为肺脏有一弧形外凸的阴影，阴影以内为压缩的肺组织，阴影以外为无肺纹理的胸腔气体。大量气胸时，肺脏向肺门回缩，外缘呈弧形或分叶状，大量或张力性气胸时可见纵隔及心脏移位。X线检查操作相对简便，被临床普遍应用，但其漏诊率较高，为30％～40％。

CT是气胸诊断的金标准，尤其对于小量气胸、局限性气胸及肺大疱与气胸的鉴别，较X线敏感且准确。然而，CT检查时需要搬运患者，不能在床旁检查，尤其不适用于危重症患者，且成本高、有辐射，可重复性差。这些都限制了CT在儿科患者中的广泛应用。

随着肺超声在临床的应用及普及，其在气胸诊断中的价值越来越被认可，且诊断效果优于普通X线。Raimondi F、Cattarossi L等的研究认为，超声对气胸诊断的灵敏性及特异性均达100%，尤其对排除性诊断具有重要意义。

（方倩　梁宇峰）

# | 第三节 | 纵隔肿瘤

纵隔是儿童肿瘤较常见的发病部位，肿瘤以淋巴瘤、畸胎瘤、胸腺瘤、前肠囊肿、淋巴管畸形、神经源性肿瘤等较多见。小儿纵隔肿瘤的好发部位有一定的规律，前上纵隔常见淋巴源性肿瘤、胸腺瘤、甲状腺肿瘤、畸胎瘤；前下纵隔常见畸胎瘤、胸腺瘤、淋巴源性肿瘤、海绵状血管瘤、脂肪瘤；中纵隔内以支气管源性囊肿、心包囊肿、淋巴管畸形为主；后上纵隔常见神经源性肿瘤；后下纵隔常见神经源性肿瘤与肠源性囊肿（图6-3-1）。由

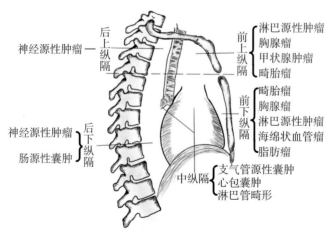

图6-3-1　纵隔肿瘤常见位置示意图

于肺气与胸骨的遮挡，大部分纵隔肿瘤的影像学检查首选X线或CT。超声也可以对纵隔肿瘤的诊断提供重要的信息，常用声窗是胸骨上窝、前胸壁的胸骨旁区域、剑突下等，扫查方向为矢状位和肋间位。以下对部分常见纵隔肿瘤的超声检查进行介绍。

## 一、畸胎瘤

【疾病概述】

▲ 概念

畸胎瘤（teratoma）是来源于全能性胚胎细胞的肿瘤，该细胞分布于卵黄囊沿后肠向生殖嵴游走迁移至原始生殖腺时所经过的部位，好发于中线和旁中线的区域。因而畸胎瘤常发生于纵隔、腹膜后、骶尾部及性腺等部位。儿童纵隔畸胎瘤多数位于前纵隔中上部，纵隔其他部位罕见。

▲ 病因及病理机制

畸胎瘤发病机制尚未明确，目前认为与胚胎发育异常、纵隔外组织异位等有关。畸胎瘤内容物可包含内胚层、中胚层和外胚层，包括皮肤、毛发、脂肪、牙齿、骨骼、神经等组织。根据组织分化程度分为成熟性畸胎瘤（良性）和未成熟性畸胎瘤（潜在恶性），大部分小儿畸胎瘤为成熟性畸胎瘤。

▲ 临床表现

肿瘤较小时多无明显临床症状，当肿瘤较大压迫邻近结构时，会引起相应临床症状。气管或肺组织受压可引起咳嗽、呼吸困难；食管受压可出现吞咽困难；肿瘤压迫神经可出现呃逆、膈肌麻痹、声音嘶哑及霍纳综合征等。

▲ 治疗

纵隔畸胎瘤最主要的治疗方法为手术切除。手术方式包括传统开胸手术、胸腔镜及达芬奇机器人手术等。

【超声表现】

纵隔畸胎瘤因其构成成分及各成分比例不同，超声表现也不同，其声像图可分为囊性（图6-3-2）、实性（图6-3-3）、囊实混合性（图6-3-4）3种类型，其中囊实混合性最常见。3种类型纵隔畸胎瘤相应超声表现分别为：具

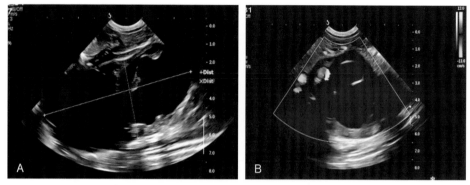

A. 后下纵隔显示囊性团块，壁厚、不规则；B. CDFI显示囊性团块内无血流信号。

图6-3-2　纵隔囊性畸胎瘤

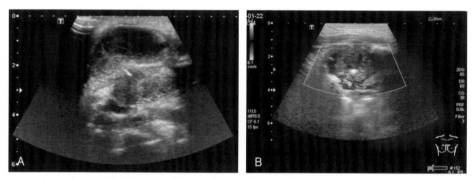

A. 前纵隔内显示实质性低回声团，边界欠清，内部回声不均，显示点状、片状高回
声；B. CDFI显示团块周边条状血流信号，内部无明显血流信号。

图6-3-3　纵隔实性畸胎瘤

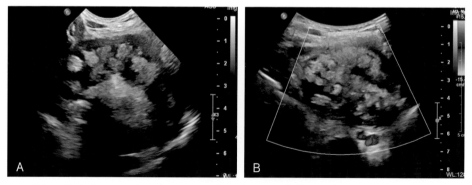

A. 前上纵隔内显示混合性回声团块、中等回声团块及散在无回声区；B. CDFI显示团
块周边稀疏点状血流信号，内部无明显血流信号。

图6-3-4　纵隔囊实混合性畸胎瘤

有不均质回声的复杂肿块、均质回声肿块和囊性肿块内漂浮有球形低回声团。纵隔畸胎瘤的异常回声包括区域性强回声、声影、高回声线和点、软组织隔膜以及低回声区等。病理上，异常回声对应的病理结果为脂肪、皮脂和黏液物质、毛发、矿物质元素和囊腔分隔等；均质肿块主要含有毛发和皮脂物质；漂浮的球形低回声团也由皮脂组织组成，位于囊肿的液体上方。

畸胎瘤特征性超声表现有"脂液分层征""瀑布征""雪花征""线条征""面团征""壁上结节征""杂乱结构征"。纵隔畸胎瘤超声表现多样，其中钙化及脂肪回声具有较高特异性，若包块有实性部分且可见血流信号则倾向于未成熟性畸胎瘤。

【诊断思路及要点】

（1）根据肿物的内部回声，初步判断属于哪种类型的畸胎瘤。

（2）根据肿物的位置，结合常见纵隔畸胎瘤的发病位置规律，判断畸胎瘤的可能病理特征。

（3）观察肿物与周围组织的毗邻关系、有无压迫周围脏器及其他合并症。

【鉴别诊断】

1. 心包囊肿　囊性畸胎瘤需与心包囊肿鉴别。心包囊肿形成的原因是胚胎期心包发生时胚胎间质中出现一些间隙，若一个间隙不能与其他间隙融合且又不与心包腔相通则发育成心包囊肿。超声表现为类椭圆形囊肿，壁薄，多为单房，位于右心膈角区，紧邻心包。畸胎瘤内部回声复杂，通过回声特点及发生位置可对二者进行鉴别。

2. 淋巴瘤、神经源性肿瘤　实质性畸胎瘤需与淋巴瘤、神经源性肿瘤等鉴别（参见本节相关内容）。


## 二、淋巴瘤

【疾病概述】

▲ 概念

淋巴瘤（lymphoma）是起源于淋巴造血系统的恶性肿瘤，全身各组织器官均可受累，主要表现为无痛性淋巴结肿大、肝脾肿大等，伴发热、盗汗、消瘦、瘙痒等全身症状。纵隔内淋巴瘤可发生在胸腺或胸腺外淋巴组织，其恶性程度高。

▲ 病因及病理机制

淋巴瘤是小儿纵隔肿瘤中最常见的占位性病变，占50%～56%。淋巴瘤分为霍奇金淋巴瘤和非霍奇金淋巴瘤，以非霍奇金淋巴瘤多见，包括成熟B细胞淋巴瘤、淋巴母细胞淋巴瘤、间变性大细胞淋巴瘤、T细胞淋巴瘤。该病发病机制尚未完全明确，目前认为病因常与机体免疫功能异常有关。最近有研究认为，其发病与某些染色体、基因密切相关。

▲ 临床表现

淋巴瘤的临床表现分为全身症状和肿瘤侵犯引起的局部症状。全身症状主要包括乏力、消瘦、低热、体重减轻、皮肤瘙痒等。不同病理类型导致的全身症状不同，B细胞淋巴瘤、淋巴母细胞淋巴瘤的全身症状不明显，间变性大细胞淋巴瘤全身症状较明显。肿瘤侵犯引起的局部症状包括胸痛、咳嗽、气促、呼吸困难等。

▲ 治疗

淋巴瘤的治疗需根据病理类型的不同，采用不同的手段，如手术治疗、化疗及放疗等。

【超声表现】

纵隔淋巴瘤的超声表现为纵隔内多发圆形或椭圆形低回声团，边界清楚，部分可融合成形态不规则的低回声团块，内部回声均匀或不均匀，呈极低回声或近似无回声，淋巴门结构消失，高频超声皮质内可显示线状或网格状高回声，部分可有坏死液性暗区和斑点状钙化强回声，CDFI显示团块内有较丰富的血流信号（图6-3-5）。部分病例可显示全身淋巴结呈类圆形肿大，回声极低（图6-3-6）。纵隔淋巴瘤浸润可导致邻近骨骼破坏，表现为骨皮质连续性中段，胸骨内显示实质性低回声团（图6-3-7）。

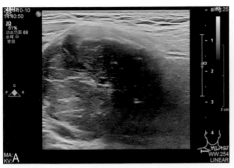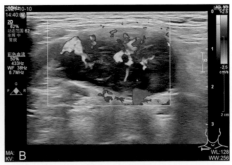

A. 纵隔内类圆形低回声团，边界清楚，内部回声欠均，呈极低回声，淋巴门结构消失，
可显示线状高回声；B. CDFI显示团块内有较丰富的血流信号。

图6-3-5 纵隔淋巴瘤

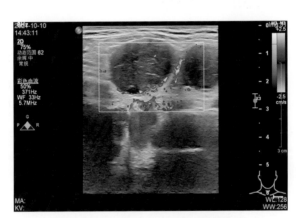

图6-3-6 淋巴瘤伴颈部淋巴结增大

左颈部显示多个增大淋巴结，呈类圆形，回声极低，无正常淋巴门结构。

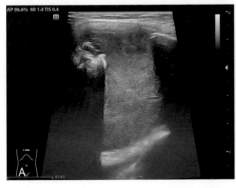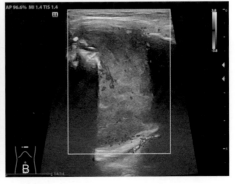

A. 超声显示胸骨破坏，骨皮质连续性中断，胸骨内显示实质性低回声团；B. CDFI显示
低回声团块内血流信号丰富。

图6-3-7 纵隔淋巴瘤浸润周围组织

【诊断思路及要点】

（1）需要重点关注肿物的位置、大小、内部回声及彩色多普勒血流情况。

（2）怀疑纵隔淋巴瘤时，需注意有无压迫其他脏器，同时需要详细检查全身淋巴结情况。

【鉴别诊断】

1. 胸腺瘤　胸腺瘤位于胸腺内，周围被胸腺组织包绕。

2. 淋巴结肿大　多种病因可导致纵隔内淋巴结肿大，常见病因为肿瘤性和炎性。肿瘤性又包括原发性和转移性，原发性肿瘤如淋巴瘤，转移性常为腹部、盆腔等来源肿瘤的纵隔转移。炎性淋巴结肿大最常见的病因为结核。淋巴结肿大多无明显症状，超声表现为多发串珠状、团状实性结节，边界清楚，结核性可表现为淋巴结内强回声钙化，恶性淋巴结肿大可呈融合状。

3. 血管瘤　纵隔血管瘤声像图一般呈低回声或中等回声，边界不清楚，形态不规则，内部回声不均匀，可显示血窦囊状无回声，CDFI显示血流信号丰富（图6-3-8）。

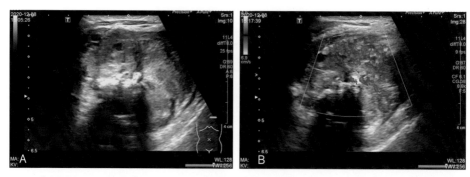

A. 前上纵隔显示低回声团，边界欠清楚，形态不规则，内部回声不均匀，显示血窦囊状无回声；B. CDFI显示血流信号丰富。

图6-3-8　纵隔卡波西血管内皮瘤

## 三、淋巴管畸形

【疾病概述】

▲ 概念

淋巴管畸形（lymphatic malformation）是一组以淋巴系统发育畸形为特征的疾病。淋巴管畸形是小儿常见的良性肿瘤，多发生于颈部，单发于纵隔内少见，部分纵隔内淋巴管畸形为颈部淋巴管瘤的延伸。临床常无明显症状，较大者可压迫食管与气管，导致进食及呼吸困难。

▲ 病因及病理机制

淋巴管畸形的确切病因尚未明确，目前研究表明其与淋巴管生长发育过程中某些基因的变异有关。淋巴管畸形由淋巴管或淋巴囊异常扩大导致，分为囊性、海绵状及毛细管型淋巴管畸形，其中以囊性淋巴管畸形最常见。由内皮增殖和扩张的淋巴管形成囊性团块，内含乳白色淋巴液或淡黄液体。按淋巴管扩张程度可分为微囊型、大囊型和混合型。

▲ 临床表现

淋巴管畸形绝大部分在2岁前发病，一般体积较大，常沿纵隔大血管间隙弥漫性生长，一般不会造成邻近结构受压和移位。

▲ 治疗

纵隔淋巴管畸形多应进行手术切除，部分淋巴管畸形也可用电干燥、冷冻或激光治疗。

【超声表现】

纵隔淋巴管畸形表现为纵隔内囊性肿物，形态不规则，壁薄，内可见多个纤细分隔，呈多房状，一般囊内透声佳（图6-3-9）。当淋巴管畸形合并出血时，表现为突然增大，囊壁厚、不光滑，囊状无回声区内显示密集点状回声，可显示液-液平面。对于部分微囊型的淋巴管畸形，由于囊腔小，反射界

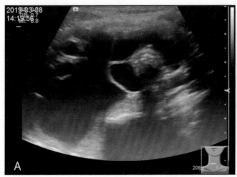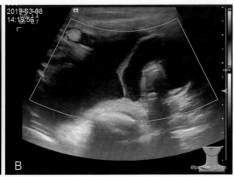

A. 上纵隔显示多分隔囊状无回声，壁薄，囊内透声好；B. CDFI显示囊腔内无血流信号，分隔上可有少量或无血流信号。

图6-3-9 纵隔淋巴管畸形

面多，呈实性高回声，边界不清楚，形状不规则。CDFI仅可于团块分隔上显示血流信号。

【诊断思路及要点】

（1）淋巴管畸形需要注意囊肿的位置、大小及内部回声。

（2）判断有无合并出血或感染，及是否压迫其他脏器并导致相关并发症。

【鉴别诊断】

1. 动静脉瘘、大血管畸形　动静脉瘘为动脉与静脉之间的异常交通，通常伴有血管迂曲扩张，超声表现为迂曲管状或囊状无回声，应用CDFI及频谱多普勒显示血流信号及高速低阻血流信号可鉴别。大血管畸形如心上型完全性肺静脉异位引流，于主动脉弓上方显示扩张的头臂静脉呈无回声区，仔细观察其上下连接关系，并应用CDFI可鉴别。

2. 间叶性错构瘤　纵隔间叶性错构瘤极罕见，其原因可能与移行学说有关。肺实质内的错构瘤随着周期性呼吸运动，逐渐移行至脏胸膜，进而向纵隔胸膜移行，最后定居于纵隔，可发生在纵隔的任何部位。纵隔间叶性错构瘤多无明显症状，症状的出现与肿瘤的大小、部位及有无出血或炎症变化有关，肿瘤较大时压迫神经、食管或支气管，可出现胸痛、进食困难及咳嗽等症状。超声表现为以囊性为主的混合回声团块，形态不规则，囊内可显示较厚的分隔（图6-3-10）。

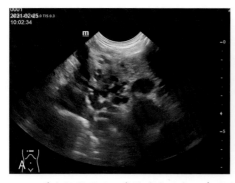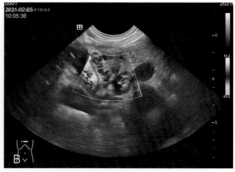

A. 前上纵隔显示以囊性为主混合回声团块，形态不规则，囊内显示较厚的分隔；B. CDFI显示团块内实性成分可见血流信号。

图6-3-10　纵隔间叶性错构瘤

## 四、神经源性肿瘤

【疾病概述】

▲ 概念

神经源性肿瘤（neurogenic tumor）是儿童最常见的后纵隔肿瘤，发生于纵隔的神经源性肿瘤占总发病率的15%。纵隔神经源性肿瘤起源于脊神经、交感神经干、肋间神经和迷走神经，绝大多数位于后纵隔；极少数起源于迷走神经、膈神经的肿瘤位于前纵隔。90%的纵隔神经源性肿瘤是良性肿瘤，如神经鞘瘤、神经纤维瘤。但儿童纵隔神经源性肿瘤以恶性多见。

▲ 病因及病理机制

神经源性肿瘤起源于原始神经外胚层神经嵴细胞，良性的包括神经鞘瘤、神经纤维瘤和神经节细胞瘤，恶性的有恶性神经鞘瘤、神经节母细胞瘤和神经母细胞瘤。儿童以神经母细胞瘤和神经节细胞瘤多见。神经母细胞瘤全部或大部分由神经母细胞构成，根据神经母细胞分化的程度分为未分化型、低分化型和分化型，恶性程度依次减低；肿瘤内部容易出现出血、坏死和钙化，可穿破包膜浸润生长，也可经淋巴管和血液广泛性全身转移。神经节细胞瘤由神经节细胞构成，是起源于交感神经节的良性肿瘤，可伴有囊性变及瘤内出血。

▲ 临床表现

神经母细胞瘤好发年龄为1~5岁，典型临床症状包括发热、贫血、体重减轻等，当肿瘤增大压迫神经或脊髓时，可导致相关症状如截瘫等。神经节细胞瘤和神经节母细胞瘤的发病年龄相对偏大，与神经母细胞瘤相比，侵袭性较低。

▲ 治疗

对于纵隔的神经源性肿瘤，手术切除是最主要方法。

【超声表现】

不同类型的神经源性肿瘤其超声表现类似。

纵隔神经母细胞瘤多表现为后纵隔内实性包块，包膜不完整，内部回声不均匀，一般无囊性变，沙粒样钙化是其特征改变（图6-3-11）。瘤体紧贴椎体边缘生长，可向椎管内延伸并破坏椎体。瘤体起源于后下纵隔时，可向下突破膈脚进入腹膜后。

纵隔神经节细胞瘤声像图表现无特异性，呈圆形或椭圆形低回声团，边界清楚，内部回声均匀或不均匀（图6-3-12），伴有出血或囊性变者其低回声区内可显示无回声区，CDFI显示肿瘤内可见稀疏条状血流信号。

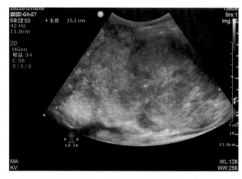

图6-3-11 纵隔神经母细胞瘤

后纵隔内实质性团块，边界尚清，内部回声不均匀，可见沙粒样钙化（箭头所示）。

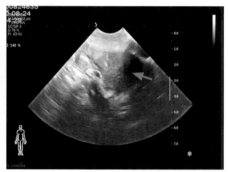

图6-3-12 纵隔神经节细胞瘤

纵隔内椭圆形低回声团，边界清楚，内部回声欠均匀（箭头所示）。

【诊断思路及要点】

（1）注意肿瘤位置、大小、内部回声特点、彩色多普勒血流情况。

（2）观察肿瘤与周围组织结构的位置关系，有无压迫、远处转移及其他并发症。

【鉴别诊断】

纵隔神经源性肿瘤需与纵隔淋巴瘤、纵隔实性畸胎瘤鉴别（参见本节相关内容）。

## 五、胸腺瘤

【疾病概述】

▲ 概念

胸腺瘤（thymoma）分为弥漫性病变和局灶性病变。弥漫性病变多为淋巴瘤，少部分为朗格汉斯细胞组织细胞增生症（朗格汉斯细胞组织细胞增生症为一种炎性髓系肿瘤）。局灶性病变多为畸胎瘤。儿童胸腺瘤极少见，仅占纵隔肿瘤的1%，它起源于胸腺上皮，大多数位于前纵隔，与纵隔内大血管关系密切，少数发生在纵隔以外部位。

▲ 病因及病理机制

儿童胸腺淋巴瘤起源于胸腺的T淋巴细胞，是生物学特点多样化的侵袭性疾病，多起源于天然免疫系统。朗格汉斯细胞组织细胞增生症是一种以朗格汉斯组织细胞及其前体细胞克隆性肿瘤性增生的疾病，发病机制尚不清楚，以胸腺病变为首发表现少见。儿童胸腺瘤分为非侵袭性胸腺瘤和侵袭性胸腺瘤。非侵袭性胸腺瘤具有完整的纤维包膜，侵袭性胸腺瘤无完整的纤维包膜，常累及邻近结构，或沿胸膜生长。

▲ 临床表现

胸腺瘤可无明显临床症状，瘤体较大时可因压迫或侵袭邻近结构引起相应症状。胸腺瘤与自身免疫系统紊乱密切相关，常伴有重症肌无力、各类粒细胞减少症、红细胞发育不良、低丙种球蛋白血症等。

▲ 治疗

胸腺瘤一经诊断即应外科手术切除，无论良性胸腺瘤还是恶性胸腺瘤都应尽早切除。

【超声表现】

胸腺淋巴瘤表现为胸腺弥漫性增大，可两侧对称，也可不对称，包裹心底大血管，内部呈极低回声，相对均匀，无液化及钙化（图6-3-13），部分可见残存的网格状胸腺组织。此外，肿瘤可以向颈部延伸，也可累及心包和胸膜。胸腺朗格汉斯细胞组织细胞增生症超声表现与胸腺淋巴瘤类似，但内部回声较淋巴瘤回声高，且不均匀。侵袭性胸腺瘤的超声表现为形态不规则，边界不清，内部回声不均匀，邻近结构受侵犯；非侵袭性胸腺瘤的超声表现为形态规则，边界清楚，内部回声均匀，邻近结构受压改变。

【诊断思路及要点】

（1）注意胸腺瘤的位置、大小、内部回声及彩色多普勒血流情况。

（2）重点观察胸腺瘤包膜是否完整，形态是否规则等，以判断其是否为侵袭性肿瘤，有无局部或远处浸润。

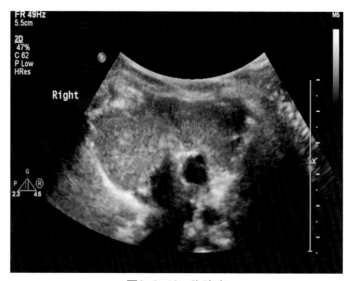

图6-3-13　胸腺瘤

胸骨上窝显示胸腺增大，右侧叶内显示低回声团，边界不清，内
部回声尚均，未见明显液性暗区及钙化强回声（箭头所示）。

【鉴别诊断】

1. **胸腺肥大**　胸腺肥大是一种良性病变，超声声像图仅显示胸腺较正常增大，切面形态尚正常，实质回声均匀。胸腺增大伴有微钙化和小囊状无回声则提示可能为组织细胞增生性疾病。

2. **胸腺转移瘤**　胸腺转移瘤常见于白血病、淋巴瘤等。超声表现为胸腺内多发低回声结节，结节边界尚清，回声均匀，发现原发病灶可加以鉴别。

【其他影像学检查】

纵隔疾病诊断的首选检查是X线胸片，金标准为CT检查。儿童胸壁较薄，骨骼未完全骨化，超声检查可以通过胸骨上窝、胸骨旁肋间隙、剑突下声窗对纵隔肿瘤诊断提供有价值的信息。经食管超声可有效减少胸廓的干扰，更有利于显示纵隔肿瘤及其与邻近结构的关系。超声引导下纵隔肿瘤穿刺活检可以明确病理诊断，协助临床确定诊疗方案。

CT平扫和增强可明确纵隔畸胎瘤的位置、大小、性质及其与周围组织的关系。针对畸胎瘤内的骨骼及脂肪成分，CT检查有独特的优势，但因其具有放射性，可能会对患儿造成辐射损伤。淋巴瘤患者需要长期化疗、定期随访，CT在评估疗效方面具有重要价值，但因其具有辐射，故超声检查已被提议作为随访的替代方法。超声检查具有遵从性好、无风险、低成本、易于动态观察、实现多切面评估和定性、定量分析的优点。研究显示，超声检查的灵敏度和特异度均高于X线。按不同纵隔分区对结果进行的分析，在前纵隔水平尤其是主动脉上和大血管前区域，超声显示出更大的灵敏度。在评估气管旁淋巴结时，超声与X线显示出类似的敏感性。超声评估纵隔深部区域病变如脊下区域和后部区域比较困难。

（杨博洋　曹海玮　李琳）

## | 第四节 | 膈　　疝

【疾病概述】

▲　概念

膈疝（diaphragmatic hernia，DH）是指腹腔内或腹膜后脏器或组织经由横膈的先天性薄弱孔隙、缺损或创伤裂口进入胸腔的一种病变。DH分为先天性与后天性，后天性主要为创伤性膈疝。先天性膈疝（congenital diaphragmatic hernia，CDH）是因横膈先天性缺损导致的畸形，腹腔脏器经横膈缺损处疝入胸腔，对心肺功能、全身状况可造成不同程度的影响，可合并重度肺发育不良、肺动脉高压，导致患儿出生后短期内呼吸、循环衰竭，最终死亡。CDH在男性中多见，发生率为1：5 000～1：2 000。CDH可单独发病，但常伴其他异常，如染色体异常、结构畸形等，很多患儿的死亡与并发畸形有关。根据横膈缺损的部位不同，将CDH分为胸腹裂孔疝、食管裂孔疝、胸骨后疝（图6-4-1）。①胸腹裂孔疝：最常见，大部分横膈缺损位于后外侧区，又称为后外侧膈疝或Bochdalek疝，极少数病例为一侧横膈全部缺如，少数病例表现为缺少肌纤维的疝囊。大部分为左侧膈疝，最常见的疝入器官是肠管，最常见的实质性疝入器官是脾脏；少部分为右侧膈疝，最常见的疝入器官为肝右叶。②食管裂孔疝：为食管后方右膈角的肌纤维向两侧分离，形成局部缺

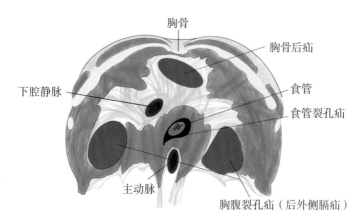

图6-4-1　先天性膈疝解剖图

损，贲门、胃及部分肠管可由此进入胸腔，多发生于左侧。食管裂孔疝分为3种类型：滑动性食管裂孔疝，食管于食管裂孔处自由进出胸腔；食管旁疝，胃食管连接部位置正常，胃的一部分经食管裂孔突入；先天性短食管，食管发育过短，贲门位于膈上，胃的部分固定于胸腔。③胸骨后疝：又称为前侧膈疝或Morgagni疝，指膈的胸骨与肋骨部分未融合，剑突两侧的间隙——莫尔加尼孔（Morgagni foramen）存在，右侧多见，多有疝囊，网膜组织、横结肠、肝均可疝入，此型少见。

▲　病因及病理机制

CDH为胚胎期横膈发育异常所致，致畸原因不明，部分有家族遗传性。在胚胎发育第8~10周时，横膈形成，CDH的胚胎学机制目前尚不完全明确。一种推论认为，动物模型显示胸腹隔膜缺陷，胸腹膜管未完全闭合，当生理性中肠疝回纳腹腔时，会导致腹腔内脏器进入胸腔形成膈疝。另一种推论认为，动物模型显示在膈疝发生前，胚胎已存在肺发育不全的情况，肺发育不全是膈疝的主要原因，当肺芽的发育不全时，肝后间质板发育不良，从而导致横膈发育缺陷。肺发育不全的严重程度与膈疝形成的时间和程度有关。CDH相关肺发育不全的病理基础包括细支气管分支减少、末梢细支气管减少、肺泡间隔增厚和肺腺泡发育不全。CDH相关肺动脉高压形成的病理基础主要是肺血管发育不良和肺血管重构，肺动脉内皮细胞依赖性舒张功能受损，血管收缩和舒张之间的平衡紊乱。出生后，CDH患儿由于合并右心室肥厚或右心衰竭、左心室发育不良和肺静脉高压，故会出现严重的肺动脉高压。后天性膈疝则是由创伤导致的横膈破裂所致。

▲ 临床表现

临床表现与肺发育不良程度以及合并的其他畸形有关，可表现为气促、咳嗽、呕吐、纵隔移位等。预后与肺发育不良程度、是否合并其他畸形、横膈缺损的部位和大小、腹腔脏器疝入比例、发现CDH的孕周等有关。如合并其他畸形，产前病死率高，或产前诊断后终止妊娠，正常出生的病例大部分膈疝程度较轻。

▲ 治疗

随着微创技术的不断发展，在胸腔镜下疝内容物更容易复位，胸腔镜手术治疗新生儿CDH的成功病例不断增多。但胸腔镜手术加重术中的高碳酸血症及酸中毒，术后复发率较开放手术高，需严格掌握手术指征。

【超声表现】

正常横膈呈窄带低回声，光滑、连续（图6-4-2）。膈疝可见肺下界上移、横膈回声中断、腹腔内脏器通过横膈回声中断处疝入胸腔，疝内容物可为胃、肠管、脾、肾及肝（图6-4-3）。如有较多肠管疝入胸腔，腹腔显示较空虚；如肝、脾、肾疝入后，相应结构在腹部正常位置不能显示；发育不良的肺

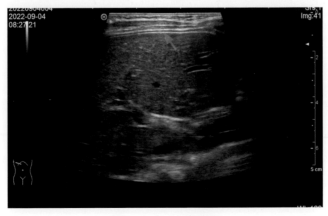

图6-4-2 正常横膈
呈窄带低回声，光滑、连续（箭头所示）。

组织表现为类似肝实质的回声，内可见条状强回声（未充气的支气管）。食管裂孔疝时，可显示食管下段增宽，部分胃腔经食管裂孔疝入胸腔（图6-4-4），动态观察可显示胃内容物在胸腹腔间流动。

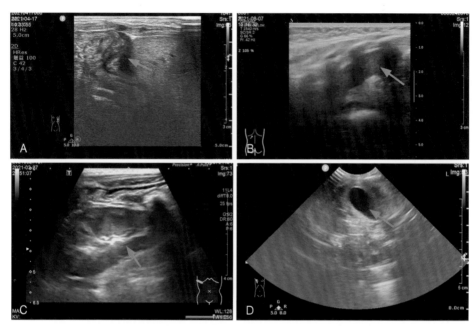

A. 左侧膈疝，疝内容物为肠管（箭头所示）；B. 左侧膈疝，疝内容物为脾（箭头所示）；C. 右侧膈疝，疝内容物为右肾（箭头所示）；D. 右侧膈疝，疝内容物为肝脏和胆囊（箭头所示）。

图6-4-3 膈疝

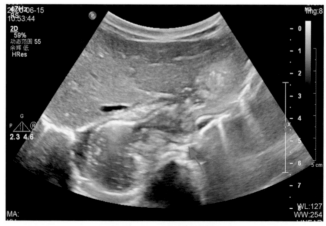

图6-4-4 食管裂孔疝

部分胃腔（箭头所示）经食管裂孔疝入胸腔。

**【诊断思路及要点】**

超声显示肺下界上移，肺发育不良，横膈回声中断，横膈与肺下界之间可见疝内容物，如胃、肠管、脾、肾及肝等，相应结构在腹部正常位置不能显示。

**【鉴别诊断】**

膈疝主要需与膈膨升鉴别。先天性膈疝发现更早，多在产前超声检查时发现，膈膨升的发病年龄一般为7个月左右。膈疝严重者出生后肺发育不良或通气障碍的症状明显，常伴随消化道症状，但膈膨升伴随症状较少。膈疝的超声表现为横膈回声中断，膈膨升表现为横膈连续性完整。

**【其他影像学检查】**

既往X线为CDH的首选影像学检查方法。X线片、消化道造影检查对实质性器官的检出灵敏度均较低，虽然CT能够弥补以上两种检查方法的不足，但放射性损伤及镇静药物可能对患儿造成不良影响。目前超声在胸部疾病中的应用逐渐增多，最新研究显示，对疝内容物的识别，超声检查与手术结果的一致率明显高于放射检查。超声通过多部位、多切面的联合扫查，对实质性脏器的显示具有明显优势，超声也能通过消化道造影，观察胃、肠等空腔器官。通过肺部超声、超声心动图评估肺发育、心脏移位或畸形等，为患儿病情评估提供较全面的依据。此外，术后可用超声观察修补后的横膈膈疝是否仍存在来评价手术效果。

（杨博洋　刘晨　梁宇峰）

# ｜ 第五节 ｜ 膈 肌 麻 痹

**【疾病概述】**

▲ 概念

膈肌麻痹（diaphragmatic paralysis，DP）是各种原因造成的横膈运动功能障碍，严重者将导致明显的呼吸困难。横膈是将胸腔与腹腔分开的骨骼肌，为向上膨隆呈穹隆状的扁阔肌，其周围为肌腹，中央为腱膜，即中心腱。横膈是最主要的呼吸肌，在呼吸运动中起主要作用，其对肺通气产生的作用占静息通气的75%。在呼吸过程中，横膈主要向头尾侧运动，而侧向位移要小得多，通常在吸气过程中，横膈会增厚并向下移动，从而使腹内压升高并且使胸膜腔内压下降。横膈移动度的测量有助于评估呼吸功能，正常情况下成年人安静呼吸过程中横膈移动度为0.9～2 cm，在最大呼吸过程中可能会增加至7～11 cm。横膈运动幅度也存在区域差异，最大的运动发生在中间1/3和后1/3，应在横膈最大运动区域判断横膈移动度。

▲ 病因及病理机制

膈肌麻痹可能是由先天性或后天性原因造成。先天性膈肌麻痹可能与基因突变有关，如MORC2基因突变会造成严重的类似脊髓性肌萎缩症的疾病，包括小脑萎缩及膈肌麻痹。MORC2主要在细胞核中表达，与染色质重塑、DNA修复、转录调控和脂质代谢有关，以常染色体显性遗传方式传播。先天性膈肌麻痹多在儿童期出现症状，由于肌肉本身的持续萎缩，疾病进展比较迅速，常导致呼吸窘迫。后天性原因包括膈神经的损伤或横膈本身的损伤。造成损伤的原因有许多种，如手术、肿瘤、创伤、感染、代谢或炎症性疾病等。在成年人中，肺部的疾病如肺间质疾病、慢性阻塞性肺疾病以及胸膜炎等常造成横膈运动功能障碍，其他如神经系统病变、内分泌相关疾病以及外伤等也是造成膈肌麻痹的常见原因；而在小儿中，膈肌麻痹最常见的病因为心胸外科手术，其次为娩出过程中造成的创伤。在心胸外科手术后，膈肌麻痹的发生率为0.3%～12.8%，常见于法洛四联症矫治术、动脉导管结扎术等，二次开胸手术会大幅增加发生膈肌麻痹的风险。新生儿生产过程中颈部过度伸展，是造成膈肌麻痹的最主要原因，发生率为1/30 000～1/15 000，在巨大儿中发生率更高。生产时的新生儿膈肌麻痹通常是由膈神经损伤造成的，常与臂丛神经麻痹同时发生。

横膈本身的损伤和膈神经损伤造成的膈肌麻痹病理原因不同。横膈本身的功能障碍可能与糖原代谢异常或线粒体功能障碍有关。而膈神经损伤则多由机械性损伤引起，包括手术损伤、外伤或过度异常温度刺激等。

▲ 临床表现

膈肌麻痹的临床症状通常是非特异性的。在成年人中，单侧膈肌麻痹往往是没有任何临床症状的，通常在影像学检查时偶然发现。双侧膈肌麻痹的患者可能患有急性高碳酸血症性呼吸衰竭、原因不明的呼吸困难、反复发作的肺炎等。在儿童中，膈肌麻痹的临床症状较成年人明显，并且年龄越小越严重，常常造成呼吸急促或反常呼吸等儿童呼吸窘迫的症状，如不及时治疗，还会引起肺不张及肺炎等肺实质病变，晚期会造成肺动脉高压。除了呼吸系统的症状外，膈肌麻痹还能造成患儿进食困难、呕吐或胃食管反流。横膈的矛盾运动还可引起纵隔摆动，从而导致心律失常。儿童由于病毒感染导致的膈肌麻痹，症状通常十分严重，如寨卡病毒感染会导致包括膈肌麻痹在内的多系统受累，直接威胁患儿生命。对于经历胸腔手术的患儿，在手术后，膈肌麻痹不仅会影响呼吸功能，并且对肺的生长及恢复会造成影响，因为横膈的收缩是促进肺生长的重要因素之一。

▲ 治疗

对于轻度无症状的患儿，只需要密切监视即可。对于有呼吸窘迫症状的患儿，需要呼吸支持，严重者需要机械通气。神经调节辅助通气（neurally adjusted ventilatory assist，NAVA）是一种相对较新的通气方式，它可以联合鼻饲管上的微型传感器评估横膈的电活动，从而做出相应的辅助通气，对膈肌麻痹患儿有良好的治疗效果。对于并发肺炎的患儿，通常需要抗生素治疗。对保守治疗后横膈无法恢复正常活动的患儿，需要适时进行手术治疗。胸腔镜下横膈折叠术是治疗膈肌麻痹的常用术式，也是最佳术式，但是何种情况需要进行横膈折叠术以及进行横膈折叠术的最佳时机一直存在争议。通过超声评估横膈的运动情况，对判断是否需要进行手术、手术时机的选择、术后恢复情况的评估有很大的帮助。

【超声表现】

二维超声和M型超声是检查横膈的常用超声模式。横膈的活动度以及厚度变化对诊断膈肌麻痹有良好的价值。二维超声可以很好地显示肺与膈下实质性脏器之间的横膈，对判断横膈的运动以及观察横膈的厚度有重要的作用，也可以识别横膈结构异常。M型超声是一维随时间变化的成像模式，它是唯一一种与时间轴相关的超声成像模式，应用M型超声可以准确测量横膈的活动度。

检查时患者多采取半卧位或卧位，选择凸阵探头，水平放置于肋下水平，朝向头侧，上下摆动探头，在近似于冠状面水平寻找膈顶位置（图6-5-1）。二维超声上横膈显示为高回声带，随着探头的摆动，该高回声带垂直于探头位置最远的点即是膈顶的位置（图6-5-2）。

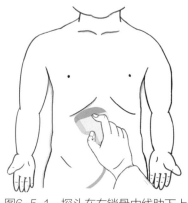

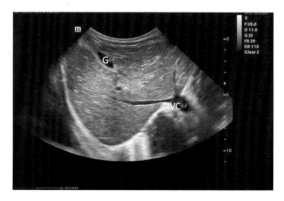

图6-5-1　探头在右锁骨中线肋下上腹部的位置进行摆动扫描，沿头侧方向显示最佳的右半膈顶图像

图6-5-2　前肋下扫描右半膈顶视图，以胆囊（G）和下腔静脉（IVC）为标志

通过M型超声可以测量膈顶位置随呼吸的运动情况，以此评价该侧横膈的运动功能。将M型超声的取样线通过膈顶点，测量患者平静呼吸下的横膈活动度，然后嘱患者深吸气（最大吸气）后深呼气（最大呼气），测量患者横膈的最大活动度（图6-5-3）。通过M型超声测量膈顶运动的最高点与最低点之间的距离，可以准确地评估横膈活动度（图6-5-4）。

以肝脏为透声窗，右侧横膈大多可以清晰地显示，以同时显示于前方的胆囊及后方的下腔静脉为标准，对于胆囊未充盈或切除的患者，可以将探头移动至胆囊的体表投影处。

左侧横膈的显示需要以脾脏及胃为透声窗，然而受胃内容物影响，以及脾脏作为透声窗显示横膈的范围远小于肝脏，所以左侧横膈通常难以清晰地

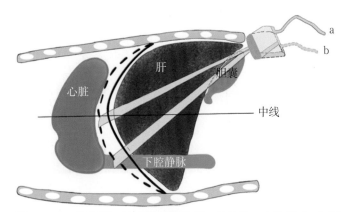

图6-5-3 探头置于肋下前部的位置，并从第一个位置（a）开始，移动穿过肝脏胆囊和下腔静脉，直至显示右横膈膈顶位置（b）。示意图显示了横膈向探头的运动，从基础松弛（虚线）到吸气收缩（实线），后部比前部移位幅度更大

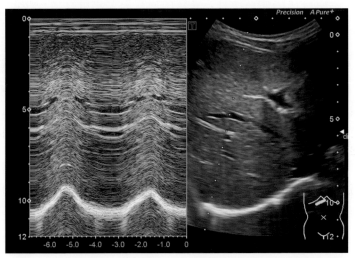

图6-5-4 横膈活动度的测量（即M型超声测量膈顶运动的最高点与最低点之间的距离）

显示（图6-5-5）。新生儿及婴幼儿往往难以配合进行深呼吸，所以很难准确地判断横膈的最大活动度，通常只能评价当前呼吸状态下的横膈运动情况。由于小儿横膈的运动幅度随年龄而变化，目前对于小儿的横膈活动度尚无统一的标准。研究认为，在正常自然呼吸过程中横膈活动度 <1 cm，或最大呼吸时横膈活动度 <2.5 cm时，即可诊断小儿为膈肌麻痹。如果横膈出现反常运

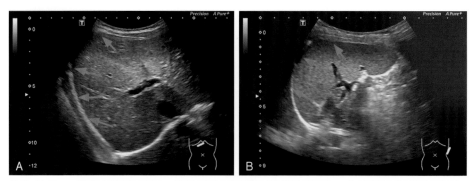

图6-5-5　二维超声分别经肝脏、脾脏显示右侧横膈（A箭头所示）、左侧横膈（B箭头所示）

动则高度怀疑膈肌麻痹。两侧横膈活动度相差超过50%则提示单侧膈肌麻痹。

针对左侧横膈难以显示的问题，有学者提出了在腋中线位置测量横膈上方的面积随呼吸变化的差异，以此来反映横膈的运动情况。这种方法的优点是反映了横膈整体的运动情况，并且图像基本不受胃肠道气体干扰，但是目前该方法尚缺乏统一的标准，也没有在临床中广泛应用。

对于直接观察横膈活动度困难的患儿，还可以采用间接方式评估横膈的运动情况。肝脏和脾脏的移位已被建议作为观察横膈运动的指标。通过肝脏的运动幅度可以评估右侧横膈的活动度，通过脾脏的运动幅度可以评估左侧横膈的活动度。但是横膈和实体器官的运动之间没有确切的量化关系，无法通过测量实体器官的运动幅度来代替真实的横膈运动幅度。横膈和肝脏或脾脏之间的运动移位也没有精确的相关性。此外，实体器官移位的程度可能会因其他因素而发生变化，如器官的变形、横向或前后移位，这些通常无法测量。

横膈厚度的变化也可以用来判断膈肌麻痹，并且该指标更能反映膈肌麻痹对呼吸系统造成的负担。为了清晰地显示横膈，需要使用高频线阵探头，探头最大频率需要 > 10 MHz。患者取仰卧位，将探头置于患者腋中线或腋前线的第8～10肋间隙，在肋膈角下方0.5～2 cm处。横膈位于肝脏表面，由3层组成，超声显示为高—低—高回声层，在图像1.5～3 cm的深度位置，通常可以识别出两个平行的高回声层：浅部为壁胸膜，深部为腹膜。测量这两条高回声线之间的低回声厚度即是横膈的厚度（图6-5-6）。随着吸气的过程，横膈会增厚，通常用增厚分数表示横膈的增厚情况：增厚分数=（吸气末厚度-呼气末厚度）/呼气末厚度×100%。有文献报道，当呼气末横膈厚度增厚绝对值<2mm，或增厚分数<20%时，则考虑膈肌麻痹。

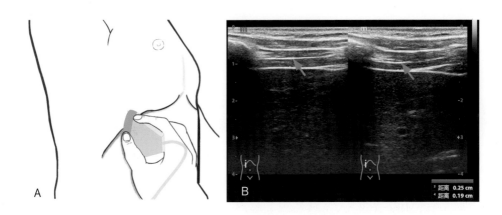

图6-5-6　横膈厚度的测量

壁胸膜和腹膜两条平行高回声层之间的低回声厚度即为横膈厚度（箭头所示，左侧示意图显示探头方位）。

因为超声检查可以在床旁进行，对于判断重症监护中的患儿的横膈情况有独特优势。严重的膈肌麻痹患儿需要机械通气维持呼吸，膈肌麻痹患儿在进行横膈折叠术后也需要机械通气，然而机械通气本身会导致横膈功能障碍，所以判断患儿何时可以脱离机械通气十分重要。床旁超声对预测患儿能否成功脱离机械通气有着不可替代的重要价值。床旁超声需要从以下几个方面对患儿是否可以脱离机械通气进行评估：①横膈的运动幅度；②横膈随吸气而增厚的比率；③肺实质的情况。横膈随吸气增厚的比率对预测患儿能否成功脱离机械通气最为重要，研究显示，<20%时往往会脱机失败，>30%时大多可成功脱机。

【诊断思路及要点】

超声作为一种简便、廉价且没有辐射的影像学检查手段，非常适用于儿童疾病的辅助诊断。在诊断儿童膈肌麻痹中，超声不仅可以观察横膈的运动情况，还可以观察横膈随吸气的增厚情况。目前尚无诊断儿童膈肌麻痹的统一标准，我们可以将正常自然呼吸过程中横膈活动度＜1 cm、最大呼吸时横膈活动度＜2.5 cm、吸气末横膈厚度增厚绝对值＜2 mm以及增厚分数＜20％作为超声诊断膈肌麻痹的参考值。

【鉴别诊断】

膈肌麻痹需与肺实质性病变鉴别。在肺间质病变或肺不张等原因造成的肺潮气量降低的情况下，横膈的运动幅度也会降低，超声需要鉴别是否存在肺原发性病变。

【其他影像学检查】

由于膈肌麻痹缺乏特异的临床表现，所以影像学检查等辅助检查方式对诊断膈肌麻痹十分重要。横膈的最大静压力和膈神经刺激是诊断膈肌麻痹的金标准，但是这些都是有创检查，只有少数医院具备检查条件，且在非必要时不宜使用。X线片、X线透视、超声、CT、MRI都可被用于膈肌麻痹的诊断。

X线片：仅能显示横膈膨升，诊断价值不高。

X线透视：可以动态观察横膈的运动情况，对单侧膈肌麻痹诊断特异性较高，但常需要双侧对比观察，当双侧膈肌麻痹时，诊断较为困难。透视检查辐射剂量较大，不适用于儿童，并且无法在床旁进行。

CT检查：可以更好地描绘横膈的解剖结构，但是不能显示横膈的运动情况及吸气和呼气的变化。CT主要通过横膈的厚度来做出膈肌麻痹的诊断。

对于儿童横膈的检查，超声检查具有许多优势，如操作简单、快速和安全，并且不会使患儿受到辐射，已经成为诊断儿童膈肌麻痹的首选检查方式。还有一些新技术也逐步应用于膈肌麻痹的临床诊断中，如将微型传感器放置于鼻饲管上测量横膈电活动，从而评估横膈的功能。

（刘晨　刘晓）

# | 第六节 | 膈 下 脓 肿

【疾病概述】

▲ 概念

膈下脓肿（subphrenic abscess）是位于横膈下方，肝脏、脾脏、横结肠及其系膜以上区域中的局限性积脓。右侧膈下脓肿多位于右侧横膈下方与肝右叶上方所围成的区域，部分可以连通至肝肾间隙；左侧膈下脓肿多位于左侧横膈下方、肝左叶周围与脾脏周围的间隙，部分可以延伸至胃底。膈下脓肿多继发于腹腔炎症、腹腔手术或腹部外伤后，临床表现常有发热、上腹部不适或腹痛。

▲ 病因及病理机制

膈下脓肿多由细菌感染引起，常见的有金黄色葡萄球菌、肠道杆菌属等。与肝脓肿等实质性脏器的脓肿不同，膈下脓肿多为渗液、渗血合并感染，早期即表现为液化状态。膈下脓肿分为原发性与继发性，继发性更常见。

原发性膈下脓肿较少见，只占全部膈下脓肿的4%，多因机体处于免疫系统功能缺陷的状态，常伴随全身感染。在儿童中，多见于患白血病或其他恶性肿瘤患儿。继发性膈下脓肿常见，多来源于腹腔脏器的炎症性疾病，包括急性阑尾炎、胆囊炎、急性胰腺炎等，以及腹腔手术或腹部外伤后等情况引起的腹腔脏器破裂。其中，儿童膈下脓肿最常继发于急性阑尾炎，当肠旋转不良合并阑尾炎时，由于阑尾位置高，更容易继发膈下脓肿。右侧膈下脓肿多继发于急性阑尾炎、十二指肠或胆道穿孔以及腹部创伤等；左侧膈下脓肿多继发于胃穿孔、脾切除术、急性胰腺炎以及食管-空肠吻合术后等。

▲ 临床表现

膈下脓肿的临床表现无特异性，常见的临床表现有发热、胸部不适、腹部肿胀和压痛，血常规提示白细胞增多。继发性膈下脓肿常常是原发疾病的症状更加明显，所以其常被原发疾病的症状所掩盖而难以被发现。膈下脓肿可并发反应性胸腔积液，或经淋巴途径蔓延到胸腔引起胸膜炎、脓胸。膈下脓肿未及时治疗或患儿的身体抵抗力低时可继发脓毒血症，长期感染会使身体消耗以至衰竭，甚至死亡。因此，膈下脓肿的早期诊断至关重要，由于缺乏特异性的临床表现，影像学检查可以起到十分重要的作用。

▲ 治疗

膈下脓肿多采用静脉注射抗生素治疗，经过抗感染治疗后，小的膈下脓肿可被吸收。经皮穿刺引流是治疗膈下脓肿最有效、创伤最小的方法，但如果穿刺路径选择不当，可能会发生术后并发症，如出血、气胸或脓胸等，而超声引导下经皮穿刺引流则可以有效减少并发症的发生。通过超声引导下经皮穿刺引流，可以直接向脓腔内注射抗生素治疗。目前对膈下脓肿无法自行吸收的患儿应首选超声引导下经皮穿刺引流，经皮穿刺引流，再加上抗生素的使用可以有效治疗大多数的膈下脓肿。对于脓肿仍持续存在的患儿或穿刺出现并发症的患儿可能需要行开腹手术。

【超声表现】

膈下脓肿典型声像图表现为横膈下方无回声区，其内可以伴有点状或絮状高回声（图6-6-1），CDFI无明显血流信号显示。超声对右侧膈下脓肿的显示效果好，诊断准确率高。肋下斜切图显示横膈带状回声与肝包膜回声之

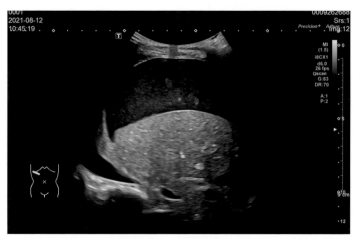

图6-6-1 膈下脓肿

右侧横膈下方显示无回声区，其内可伴有密集点状回声。

间的弧形或片状无回声区，范围较大者可使肝表面凹陷。肋缘下显示横膈与肝表面之间的距离增宽，其宽度与脓液的多少成正相关，回声的有无、强弱与脓液的稠度、坏死组织的多少相关。因为缺少良好的声窗，且易受胃肠道气体干扰，左侧膈下脓肿难以清晰地显示，可以嘱患儿大量饮水后行超声检查，于剑突下及左肋缘斜切图显示胃体部后上方、横膈下方，若存在无回声区，则为左侧膈下脓肿。采用人工制造胸腔积液的方法，可以使膈下脓肿声像图更清晰，提高膈下脓肿的检出率。

除了对膈下脓肿的诊断外，超声可以检出膈下脓肿的并发症，当膈下脓肿穿破横膈进入胸腔或刺激胸膜而出现反应性胸腔积液时，超声可以显示胸腔积液并测量其深度。超声对膈下脓肿的治疗也有重要价值。超声引导下穿刺引流可以避开重要脏器和大血管，实时监视进针路径和进针深度，使用便携式超声仪还可在床边完成检查和辅助治疗操作。

【诊断思路及要点】

超声诊断膈下脓肿直接的声像图表现为横膈下方显示的无回声区，其内透声情况可以间接反映脓肿成分，重点明确脓肿的大小、范围以及边界。另外要注意对引起膈下脓肿的原发性疾病及其合并症的检查。

【鉴别诊断】

1. 肝脓肿 肝脓肿早期呈低回声，随着病情的进展，逐渐液化转变为无回声，此时需要与膈下脓肿鉴别。肝脓肿位于肝内，推挤肝脏不会导致其外形改变，且脓肿壁较厚，内壁高低不平，CDFI观察脓肿与肝内血管走行的关系，可确定脓肿与肝脏的位置关系。膈下脓肿位于肝包膜上方，脓肿大时可以压迫肝包膜造成肝包膜凹陷。

2. 胸腔积液 胸腔积液多位于肺底部，尤其当合并感染时难以与膈下脓肿鉴别。胸腔积液下方可显示横膈及肝包膜为两条回声带，上方可见肺气强回声。而膈下脓肿上方为横膈回声，下方为肝包膜高回声带。应用高频探头准确显示横膈有助于鉴别胸腔积液与膈下脓肿。

【其他影像学检查】

X线片：X线腹部平片可显示膈下阴影，对于单侧膈下脓肿，可以显示一侧横膈抬高，但不能确定病灶性质及准确位置，且对于双侧膈下脓肿容易漏诊。X线胸部平片对于膈下气体良好的显示，也有助于发现肺不张等肺部并发症。

CT检查：CT对诊断膈下脓肿有很好的价值，可以发现较小的膈下脓肿，且可以准确地定位，但是对术后患儿无法进行床边检查，且辐射损伤较大，不适合婴幼儿检查。

超声由于其无辐射的特点，尤其适用于小儿膈下脓肿的探查，并且由于其可以实时动态观察，这是其他影像学方法所不具备的，所以对引导脓肿的经皮穿刺引流有不可替代的价值。然而，超声检查膈下脓肿也存在一定的局限性，除了胃肠道气体干扰外，一些产气细菌感染的膈下脓肿内也含有气体，超声对于含气组织的显示难以令人满意，并且术后发生膈下脓肿的患儿由于腹部敷料、引流管或压痛等影响，均会导致超声评估不充分。

（刘晨　刘晓）

## 参考文献

［1］HASSAN M, RIZK R, ESSAM H, et al. Validation of equations for pleural effusion volume estimation by ultrasonography［J］. J Ultrasound, 2017, 20（4）: 267-271.

［2］DIETRICH C F, MATHIS G, CUI X W, et al. Ultrasound of the pleurae and lungs［J］. Ultrasound Med Biol. 2015, 41（2）: 351-365.

［3］KOCIJANCIC I. Diagnostic imaging of small amounts of pleural fluid: pleural effusion vs. physiologic pleural fluid［J］. Coll Antropol, 2007, 31（4）: 1195-1199.

［4］KOCIJANCIC K, KOCIJANCIC I, VIDMAR G. Sonography of pleural space in healthy individuals［J］. J Clin Ultrasound, 2005, 33（8）: 386-389.

［5］BECKH S, BÖLCSKEI P L, LESSNAU K D. Real-time chest

ultrasonography: a comprehensive review for the pulmonologist ［J］.
Chest, 2002, 122（5）: 1759-1773.

［6］吴孟超, 吴在德. 黄家驷外科学［M］. 7版. 北京: 人民卫生出版社,
2008.

［7］LIU J, KUREPA D, FELETTI F, et al. International expert consensus and
recommendations for neonatal pneumothorax ultrasound diagnosis and ultrasound-
guided thoracentesis procedure ［J］. J Vis Exp, 2020（157）: 1-10.

［8］刘敬, 冯星, 胡才宝, 等. 新生儿肺脏疾病超声诊断指南［J］. 中华实
用儿科临床杂志, 2018, 33（14）: 1057-1064.

［9］KARACABEY S, SANRI E, METIN B, et al. Use of ultrasonography
for differentiation between bullae and pneumothorax ［J］. Emerg Radiol,
2019, 26（1）: 15-19.

［10］LICHTENSTEIN D A, MEZIÈRE G, LASCOLS N, et al. Ultrasound
diagnosis of occult pneumothorax ［J］. Crit Care Med, 2005, 33（6）:
1231-1238.

［11］RAIMONDI F, RODRIGUEZ FANJUL J, AVERSA S, et al. Lung
ultrasound for diagnosing pneumothorax in the critically ill neonate ［J］. J
Pediatr, 2016, 175: 74-78.

［12］HUSAIN L F, HAGOPIAN L, WAYMAN D, et al. Sonographic
diagnosis of pneumothorax ［J］. J Emerg Trauma Shock, 2012, 5（1）:
76-81.

［13］WRIGHT C D. Management of thymomas ［J］. Crit Rev Oncol
Hematol, 2008, 65（2）: 109-120.

［14］王宁, 王晓曼, 贾立群. 儿童纵隔肿瘤的超声诊断价值［J］. 中国超声
医学杂志, 2021, 37（4）: 422-424.

［15］MERTEN D F. Diagnostic imaging of mediastinal masses in children ［J］.
Am J Roentgenol, 1992, 158（4）: 825-832.

［16］JEUNG M Y, GASSER B, GANGI A, et al. Imaging of cystic masses of the mediastinum［J］. Radiographics，2002，22：S79-S93.

［17］RANGANATH S H，LEE E Y，RESTREPO R，et al. Mediastinal masses in children［J］. Am J Roentgenol，2012，198（3）：W197-W216.

［18］MCCARVILLE M B. Malignant pulmonary and mediastinal tumors in children：differential diagnoses［J］. Cancer Imaging，2010，10（1A）：S35-S41.

［19］邓丹，唐毅. 超声在儿童纵隔肿瘤诊断中的临床应用价值［J］. 临床超声医学杂志，2020，22（4）：290-292.

［20］韩引萍，张玉婷，王丹，等. 能谱CT成像对侵袭性胸腺瘤与纵隔淋巴瘤的鉴别诊断价值［J］. 中国医学影像学杂志，2016，24（6）：464-467.

［21］付静静，王崧，杨薇，等. 超声造影提高前中纵隔穿刺活检准确率的应用价值［J］. 中国超声医学杂志，2016，32（7）：612-615.

［22］WYNN J，KRISHNAN U，ASPELUND G，et al. Outcomes of congenital diaphragmatic hernia in the modern era of management［J］. J Pediatr，2013，163（1）：114-119.

［23］何秋明. 先天性膈疝若干问题的国内外研究进展［J］. 广东医学，2021，42（1）：1-6.

［24］MCGIVERN M R，BEST K E，RANKIN J，et al. Epidemiology of congenital diaphragmatic hernia in Europe：a register-based study［J］. Arch Dic Child Fetal Neonatal Ed，2015，100（2）：F137-F144.

［25］LATH N R，GALAMBOS C，ROCHA A B，et al. Defective pulmonary innervation and autonomic imbalance in congenital diaphragmatic hernia［J］. Am J Physiol Lung Cell Mol Physiol，2012，302（4）：L390-L398.

［26］GREER J J. Current concepts on the pathogenesis and etiology of congenital diaphragmatic hernia［J］. Respir Physiol Neurobiol，2013，189（2）：232-240.

［27］张雪华，陈文娟，周崇高，等. 儿童先天性膈疝的超声及临床特征分析［J］. 中国超声医学杂志，2019，35（3）：236-238.

［28］钟微. 新生儿先天性膈疝的围术期管理［J］. 广东医学，2021，42
（1）：23-27.

［29］MOUS D S, KOOL H M, WIJNEN R, et al. Pulmonary vascular
development in congenital diaphragmatic hernia ［J］.Eur Respir Rev,
2018, 27（147）：170104.

［30］黄金狮，陈快，戴康临，等. 经胸腔镜手术治疗先天性膈疝的体会
［J］. 中华小儿外科杂志，2012，33（5）：340-343.

［31］CHAN E, WAYNE C, NASR A. Minimally invasive versus open repair of
Bochdalek hernia: a meta-analysis ［J］. J Pediatr Surg, 2014, 49（5）：
694-699.

［32］GERARD-CASTAING N, PERRIN T, OHLMANN C, et al.
Diaphragmatic paralysis in young children：a literature review ［J］. Pediatr
Pulmonol, 2019, 54（9）：1367-1373.

［33］QIAN Z, YANG M, LI L, et al. Ultrasound assessment of diaphragmatic
dysfunction as a predictor of weaning outcome from mechanical ventilation:
a systematic review and meta-analysis ［J］. BMJ Open, 2018, 8（9）：
e021189.

［34］TESTA A, SOLDATI G, GIANNUZZI R, et al. Ultrasound M-mode
assessment of diaphragmatic kinetics by anterior transverse scanning in healthy
subjects ［J］. Ultrasound Med Biol, 2011, 37（1）：44-52.

［35］SFERRAZZA PAPA G F, PELLEGRINO G M, DI MARCO F, et al.
A review of the ultrasound assessment of diaphragmatic function in clinical
practice ［J］. Respiration, 2016, 91（5）：403-411.

［36］ZAMBON M, GRECO M, BOCCHINO S, et al. Assessment of
diaphragmatic dysfunction in the critically ill patient with ultrasound: a
systematic review ［J］. Intensive Care Med, 2017, 43（1）：29-38.

［37］RIZEQ Y K, MANY B T, VACEK J C, et al. Diaphragmatic paralysis
after phrenic nerve injury in newborns ［J］. J Pediatr Surg, 2020, 55

（2）：240-244.

［38］HAJI K, ROYSE A, THARMARAJ D, et al. Diaphragmatic regional displacement assessed by ultrasound and correlated to subphrenic organ movement in the critically ill patients—an observational study［J］. J Crit Care, 2015, 30（2）: 439.e7-439.e13.

［39］TRALHÃO A, CAVALEIRO P, ARRIGO M, et al. Early changes in diaphragmatic function evaluated using ultrasound in cardiac surgery patients: a cohort study［J］. J Clin Monit Comput, 2020, 34（3）: 559-566.

［40］HAMADAH H K, KABBANI M S, ELBARBARY M, et al. Ultrasound for diaphragmatic dysfunction in postoperative cardiac children［J］. Cardiol Young, 2017, 27（3）: 452-458.

［41］SKAARUP S H, LØKKE A, LAURSEN C B. The area method: a new method for ultrasound assessment of diaphragmatic movement［J］. Crit Ultrasound J, 2018, 10（1）: 15.

［42］SAYAS CATALÁN J, HERNÁNDEZ-VOTH A, VILLENA GARRIDO M V. Diaphragmatic ultrasound: an innovative tool has become routine［J］. Arch Bronconeumol（Engl Ed）, 2020, 56（4）: 201-203.

［43］SCHOTTMANN G, WAGNER C, SEIFERT F, et al. MORC2 mutation causes severe spinal muscular atrophy-phenotype, cerebellar atrophy, and diaphragmatic paralysis［J］. Brain, 2016, 139（Pt12）: e70.

［44］ANTENORA F, FANTINI R, IATTONI A, et al. Prevalence and outcomes of diaphragmatic dysfunction assessed by ultrasound technology during acute exacerbation of COPD: a pilot study［J］. Respirology, 2017, 22（2）: 338-344.

［45］FATAAR S, SCHULMAN A. Subphrenic abscess: the radiological approach［J］. Clin Radiol, 1981, 32（2）: 147-156.

［46］KARPOVA R, KIRAKOSYAN E, KHOROBRYKH T, et al.

Percutaneous drainage under the control of ultrasound of the left-sided subphrenic abscess after gastrectomy: a case report ［J］. Ann Med Surg （Lond）, 2019, 47: 41-43.

［47］MACKENZIE M, FORDYCE J, YOUNG D G. Subphrenic abscess in children ［J］. Br J Surg, 1975, 62（4）: 305-308.

［48］MORITA S, KAMIMURA K, SUDA T, et al. Endoscopic ultrasound-guided transmural drainage for subphrenic abscess: report of two cases and a literature review ［J］. BMC Gastroenterol, 2018, 18（1）: 55.

［49］REDDY S, NADIG N. Primary Subphrenic Abscess in Infant ［J］. Indian Pediatr, 2016, 53（12）: 1116.

［50］CHAU W K, CHAN S C. Sonographic diagnosis of a small fistulous communication between a subphrenic abscess and a perforated duodenal ulcer ［J］. J Clin Ultrasound, 2000, 28（3）: 153-156.

［51］GALVÁN-MONTAÑO A, FLORES-NAVA G, SUÁREZ-ROA MDE L, et al. Subhepatic appendicitis with subdiaphragmatic abscess in a pediatric patient without intestinal malrotation: case report ［J］. Cir Cir, 2010, 78（1）: 79-81.

［52］BOULTBEE J E, LLOYD D A. The ultrasound appearance of subdiaphragmatic rupture of a right lobe liver abscess in a two-year-old child ［J］. Br J Radiol, 1979, 52（623）: 899-901.

［53］OKASHA H, MAHMOUD M. Treatment for resistant subphrenic abscess by combined intracavitary doxycycline and cyanoacrylate injection ［J］. J Adv Res, 2014, 5（3）: 409-411.

［54］ESO Y, HISAMORI S, TSUNODA S. Gastrointestinal: ultrasound-guided iatrogenic hydrothorax to permit drainage of a postoperative left subdiaphragmatic abscess ［J］. J Gastroenterol Hepatol, 2016, 31（9）: 1513.

［55］黄国英, 夏焙. 儿科超声诊断学[M]. 北京: 人民卫生出版社, 2020: 109-122.

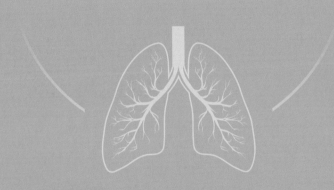

第七章
肺超声的其他临床应用

## | 第一节 | 超声在小儿围术期呼吸道管理中的应用

　　呼吸道管理是围手术期医学的重要组成部分，随着对围手术期精准化、可视化、安全化及舒适化管理的开展，超声技术因其无创、无辐射、实时、安全等优势在围手术期呼吸道管理中的应用逐渐增多，对完善麻醉策略、降低气道风险具有重要意义。目前超声检查主要用于评估围术期肺部并发症、评估肺通气情况、预测撤机时机、评价呼吸功能等方面。

### 一、肺超声评估围术期肺不张

　　呼吸系统并发症是婴幼儿围术期最常见的并发症。由于诱导期预充氧、肌松药物的使用和仰卧位的原因，肺不张成为全身麻醉过程中一个常见并发症，它是功能余气量减少20%的结果。儿童术中肺不张发生率为68%～100%，术中肺不张是术后肺部并发症的主要促进因素。虽然CT可以准确地评估肺部通气的状况，但在手术室使用十分耗时且有辐射暴露风险。肺超声可以连续、动态地监测肺通气的变化，并指导肺复张策略。肺超声对儿童全身麻醉中肺不张的诊断具有可靠的敏感性和特异性，甚至在诊断准确性方面可替代CT。Lee等人发现全身麻醉可导致儿童肺不张，尤其容易发生在麻醉诱导的最初几分钟内，在呼气末正压肺复张中以超声作为实时指导，能有效降低全身麻醉下婴儿肺不张的发生率。Sun利用肺超声探讨在先天性心脏病患儿中应用增量呼气末正压的肺复张效果，得出结论：增量呼气末正压能显著减少围术期肺不张区域。在一项全身麻醉下评估和监测婴幼儿先天性心脏病手术中呼气末压力对肺通气影响的研究中，作者发现年幼的儿童更容易发生肺不张，在肺后区、肺下区进行超声检查更能反映肺不张区域的变化，以节省检查时间，并且以肺超声为指导的肺复张策略可以减少肺不张的发生。

　　肺超声可动态评估围术期肺不张，有利于预测呼吸并发症并及时采取措施阻断其进程。临床上往往采取肺复张策略来纠正全身麻醉中出现的肺不张。生理学决定了每个肺泡都有一个闭合以及开放的压力阈值。患者仰卧位时，由于重力因素，肺的腹侧至背侧呈现重力压力梯度，在呼气结束时跨肺压力最低的重力依赖区域（背侧），肺泡塌陷将占主导地位。因此，肺复张通气策略的成功取决于正确选择开闭压力，否则患者可能会出现不良的高或低的气道压力，尤其是婴幼儿患者。因此，理想情况下，肺复张策略与呼气末正压的选择必须个体化，这只能在特定监测工具的指导下进行。肺超声对肺不张的监测具有较高的特异性和敏感性，且无创、实用、简单，方便用于评估肺复张（图7-1-1）。

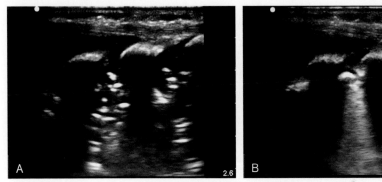
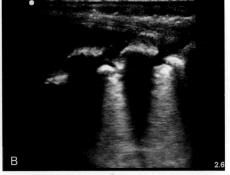

图7-1-1 患儿，女，1月，行房间隔缺损修补术，术中显示右肺区肺不张，声像图呈实质性低回声，内显示静态支气管充气征（A），经改善通气（膨肺吸痰）后显示肺复张，超声表现为无肺实变，仅显示散在致密B线（B）

## 二、肺超声评估单肺通气

小儿胸科手术时手术侧肺不通气，肺泡塌陷、关闭形成肺萎陷，从而为手术医生提供充足的操作空间。为了保证手术视野开阔及避免分泌物及血液流入健侧肺，常需要通过支气管导管或支气管封堵器来进行单侧肺（非手术侧）通气。满意的单肺通气对于儿童胸腔镜手术至关重要，单肺通气效果不理想是胸腔镜手术转为开胸手术的最常见原因。目前有几种方法可以确认单肺通气的临床效果，包括听诊、手术野目视检查、超声成像和纤维支气管镜检查。虽然纤维支气管镜检查是金标准，但在手术过程中很难同时对患者维持通气，特别是婴幼儿。肺超声能对单肺通气期间的肺隔离与通气肺进行确认，在确定气管插管或支气管插管时比听诊具有更高的诊断准确性。将超声探头置于肋间隙，如可以看到肋骨下的胸膜线，则停止侧肺通气以观察肺搏动征，然后开放该侧肺通气，确认肺滑动征。如果肺萎陷，则单肺通气时看不到肺滑动征。在M型超声模式下观察胸膜线，沙滩征提示肺通气，而条形码征提示肺不通气（图7-1-2）。

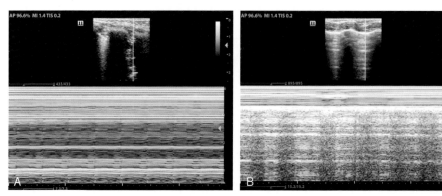

图7-1-2　患儿，男，3岁，行左肺囊肿切除术，左肺不通气，肺超声M型模式显示为条形码征（A），右肺正常通气，肺超声M型模式显示为沙滩征（B）

### 三、肺超声优化机械通气策略

机械通气是治疗肺部急性病变如急性肺损伤、急性呼吸窘迫综合征的重要方法，但由于通气时对肺实质产生应力和应变，会引起肺部的机械损伤与炎症反应，不恰当的机械通气策略甚至会导致肺损伤。尽管存在低潮气量、选择性呼气末正压和限制吸气平台压的保护性通气策略，但对于最大限度减少呼吸机诱导肺损伤的通气方案仍存在争议，需要辅助使用不同的监测手段来指导更佳的机械通气策略。CT被视为评估肺形态、肺复张和过度膨胀的金标准，随之出现的正电子发射计算机层显像仪（positron emission tomography and computed tomography，PET/CT）可以提供更全面的信息，此外还包括炎症反应和/或通气血流分布。另有床旁、无辐射和无创的肺部成像技术，如电阻抗断层扫描和肺超声，在寻找最佳的呼吸机参数设置的临床实践中逐渐应用广泛。

在评估肺通气状况的方法中，肺超声具备许多优点。通过即时、动态地对双肺12个区域进行快速检查与评分，能够良好地反映出不同控制通气模式下肺通气状况，以指导寻找最佳的机械通气策略，从而实现个体化治疗。作为无创的检测手段，肺超声对婴幼儿患者，尤其对危重患儿来说是温和与安全的检查方法；此外，肺超声的价格也为广大患者接受。

虽然机械通气可以挽救生命，但延长机械通气时间会导致肺部并发症发生率和死亡率的增加。目前已存在几种通气指标以帮助确定气管插管机械通气患者的正确拔管时间，但并没有一个指标提供脱机的成功率。最近一项研究表明，尽管已存在明确的脱机和自主呼吸试验标准，但仍分别有8.3%和10.3%的机械通气患儿在48小时内拔管失败，需要拔管后的无创通气支持。

### 四、横膈超声评价围术期呼吸功能

横膈是呼吸肌中最重要的呼吸泵肌，它的运动轨迹可以反映通气及换气的状态。超声不仅能显示横膈运动轨迹，而且能量化其移动度，可以较好地反映横膈真实的功能状态，从而评价患儿的呼吸功能。评估横膈的指标主要有呼气末横膈厚度、横膈增厚分数、横膈活动度以及横膈位移的方向，横膈增厚分数计算方法：（吸气末横膈厚度 – 呼气末横膈厚度）/呼气末横膈厚度×100%。

在成年人中，当呼气末横膈厚度＜2 mm、横膈增厚分数＜20%时，考虑存在横膈功能障碍。儿童横膈移动度小、厚度偏薄且与体重呈正相关。由于横膈超声在儿童中应用时间较短，目前还没有统一的参考值，有文献报道，当横膈增厚分数＜17%时则提示小儿横膈功能障碍。在平静呼吸时，成年人横膈活动度＜10 mm可诊断为横膈功能障碍。在M型超声模式下进行横膈活动度测量（图7-1-3）。

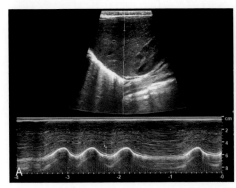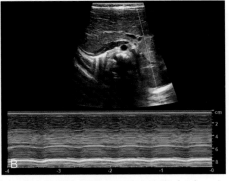

图7-1-3 患儿，男，3月，行左侧横膈折叠术，术中发现右侧横膈活动度正常（A），左侧横膈活动度降低（B）

横膈是人体最主要的呼吸肌。在成年人正常吸气时，横膈提供60%～80%的通气动力；而儿童由于辅助呼吸肌发育不成熟，横膈在吸气时所提供的通气动力会更高；此外，儿童的横膈含Ⅰ型肌纤维较成年人少，横膈耐力较差，易出现呼吸肌疲劳。在重症监护室行机械通气时，因感染及营养问题，横膈收缩功能会下降，从而导致撤机困难或再次插管。Glau等研究发现，在急性呼吸衰竭行机械通气的患儿中存在横膈萎缩，且萎缩程度与呼吸机支持程度呈正相关。此外，横膈功能障碍不仅影响撤机的成功，有研究显示，存在横膈功能障碍的患者的住院病死率还会随之升高。

控制性通气时呼吸机会在肺内产生驱动力，因此在平静呼吸时用于判断横膈功能障碍的横膈活动度并不适用于控制性通气时的评估，而横膈增厚分数不受呼吸及通气方式的影响。横膈位移方向有助于识别是否存在胸腹矛盾呼吸、膈肌麻痹，以及横膈功能丧失。一项对50名儿童的研究也表明，成功脱机的横膈增厚分数的临界值为≥21%，其中78%的儿童成功脱机。另一项纳入106例机械通气患儿的研究中，于自主呼吸期间行横膈超声检查，研究者发现，脱机失败的婴儿相比脱机成功的婴儿，横膈增厚分数和横膈活动度显著降低（$P < 0.001$），二者预测脱机失败的最佳临界值分别为 < 23.17%、< 6.2 mm。

（易祖港　陈芳　梁宇峰）

# 第二节 超声在小儿气道管理中的应用

随着超声技术的不断发展，超声在气道的应用日益广泛。目前主要用于判断气管导管型号、评估困难气道、气管内导管定位、紧急气道定位等方面。

## 一、喉、气管解剖及正常超声表现

### （一）喉、气管解剖

1. 喉的位置　喉位于颈前正中，上与喉咽部相通，下与气管相通，成年人喉的上界正对第4、5颈椎体之间，下界平对第6颈椎下缘，小儿比成年人高，随年龄增长，喉的位置逐渐下降。喉被室带（假声带）与声带分隔为声门上区、声门区及声门下区。声带左右各一，由韧带、肌肉及黏膜组成，两声带间的空隙为声门，是喉腔中最狭窄的部分。室带位于声带上方并与声带平行，由室韧带、肌纤维及黏膜组成，又称假声带。

2. **喉软骨** 喉以软骨为支架，包括关节和肌肉，内衬黏膜。软骨包括3块单个的甲状软骨、环状软骨和会厌软骨，以及3对成对的杓状软骨、小角状软骨和楔状软骨组成。

甲状软骨形若僧帽，前面由两块板状软骨拼成，甲状软骨板后缘游离，分为上角和下角。上角与舌骨大角相连，下角与环状软骨构成关节。

会厌软骨是呈上宽下窄的叶片式软骨，下端狭细部称会厌软骨茎，附着于甲状软骨前角的内侧面；舌面稍隆起对向舌根和舌骨，喉面稍凹对向喉前庭。

环状软骨位于甲状软骨下方，构成喉头底座，也是气管开口，前部较窄扁，称环状软骨弓，后部较宽，称环状软骨板。弓的位置平对第6颈椎，是气管软骨支架中唯一一块完整的软骨环。

杓状软骨是一对略呈三角形的软骨，与环状软骨板上缘构成环杓关节。

小角状软骨位于杓状软骨尖端，楔状软骨位于杓状软骨前外侧。

3. **环甲膜** 环甲膜由弹性纤维膜片构成，分布于甲状软骨前角后面，连至环状软骨上缘和杓状软骨声带突之间，其前部增厚，称环甲韧带。环甲膜位置浅表，易被扪及，在喉阻塞紧急情况急救时，经环甲膜用粗针穿刺气管，或切开部分环甲膜，可建立临时呼吸通道。

4. **气管** 气管的上端从环状软骨下缘开始，下行进入胸腔，抵达第4胸椎下缘水平时分叉为左、右主支气管。直立位时，气管下端达第5胸椎，深吸气时可达第6胸椎。成年人气管长度为10~14 cm，小儿气管短细，新生儿声门至气管隆嵴的长度仅4 cm。气管由12~20个（多为15~16个）马蹄形半圆软骨组成，其后壁为肌肉层，由迷走神经末梢支配，有收缩和舒张功能。气管软骨环之间有环韧带相连。喉部及气管解剖见图7-2-1。

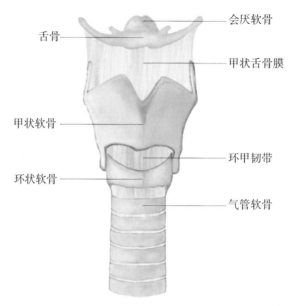

会厌软骨

舌骨

甲状舌骨膜

甲状软骨

环甲韧带

环状软骨

气管软骨

图7-2-1　喉部及气管解剖示意图

## （二）喉及气道检查方法

1. **仪器**　常规超声仪器均可，选用高频线阵探头。

2. **体位**　正中仰卧位，颈部尽量后仰，肩部垫高以充分暴露检查部位。

3. **检查方法**　探头置于颈前，由甲状软骨上缘至胸骨上窝分别横向、纵向扫查。

## （三）正常超声表现

经甲状软骨中部（声门区域）横向扫查，可识别以下结构：甲状软骨（圆弧形低回声）、声带（低回声）、前连合（真声带前缘高回声区域）、杓状软骨（低回声）（图7-2-2）。

经环状软骨（声门下区域）横向扫查，可识别环状软骨呈拱形、马蹄状低回声结构，其深部显示气体回声（图7-2-3）。

经甲状软骨与环状软骨正中纵向扫查，可显示低回声的甲状软骨、环状软骨及两者之间的环甲膜，环甲膜深部为气体回声（图7-2-4）。

经环状软骨及气管软骨纵向扫查，可显示环状软骨及各气管软骨（图7-2-5）。

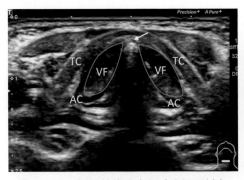

图7-2-2 经甲状软骨中部（声门区域）横向扫查，可识别以下结构：圆弧形低回声甲状软骨（TC），低回声声带（VF），前连合（真声带前缘高回声区域）（箭头所示），低回声杓状软骨（AC）

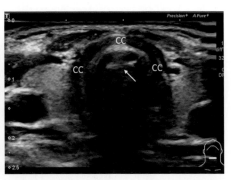

图7-2-3 经环状软骨（声门下区域）横向扫查，可识别环状软骨呈拱形、马蹄状低回声结构（CC），其深部显示气体回声（箭头所示）

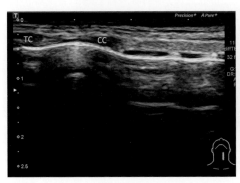

图7-2-4 经甲状软骨与环状软骨正中纵向扫查，可显示低回声的甲状软骨（TC）、环状软骨（CC）及两者之间的环甲膜，环甲膜深部为气体回声

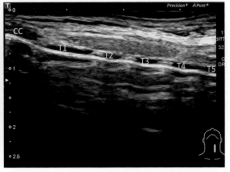

图7-2-5 经环状软骨及气管软骨纵向扫查，可显示环状软骨（CC）及各气管软骨（T）

## 二、超声指导气管导管型号选择

选择大小合适的气管导管对儿童患者很重要，过大的气管导管可导致喉头水肿造成术后喘鸣或呼吸窘迫，严重者可致拔管失败或术后声门下气管狭窄；过小的气管导管可导致通气不足、呼气末二氧化碳监测不准确、增大气流阻力以及增加反流误吸的风险。若因导管型号不合适重复多次插管，可增加患儿气道并发症风险。儿童和青少年的声门下横径是喉部最狭窄的内径，在生长发育过程中，儿童喉部气道内径随年龄增长而增长，但喉部形态未发

生明显变化。虽然基于年龄的公式估测法为目前临床使用最为广泛的儿童气管导管型号选择方法，但近年来的一些研究表明，超声测量声门下横径也不失为一种可靠的气管导管型号选择方法（图7-2-6）。对于早产儿，以及气管解剖病变如声门下狭窄、先天性心脏病等特殊患儿，基于年龄公式选择的导管型号经常不是最佳的。超声也可用于气管切开时对气管套管型号的选择。

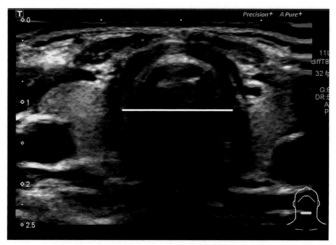

图7-2-6　声门下横径测量
如图中线条所示。

### 三、超声指导气管内导管定位

气管内导管放置位置不当或移位可导致意外脱管、支气管插管误入食管等后果，既往为准确判断气管内导管位置需行X线拍摄，这些辐射暴露可能增加患儿日后患癌或认知能力下降等风险，故有必要对婴幼儿减少不必要的辐射暴露。在气管插管全麻工作中，多通过肺部听诊和呼气末二氧化碳测定值间接判断导管位置，但均存在一定的局限性，利用超声进行可视化检查可使判断结果更加快速、准确。气管插管后在套囊内注入造影剂，随后利用超声寻找套囊，以此观察导管深度，此种方法可有效缩短无通气时间，快速判断导管位置，减少气管插管并发症，改善患者预后（图7-2-7）。

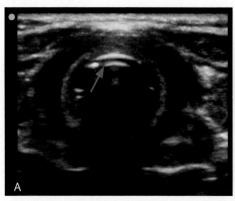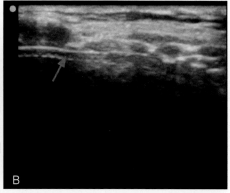

A. 短轴；B. 长轴。

图7-2-7　气管导管声像图表现

导管（箭头所示）。

### 四、超声指导紧急气道定位

环甲膜切开术是一项挽救生命的操作，适用于急性上呼吸道梗阻、患者无法通气或气管插管失败等情况。然而，常规利用颈部表面解剖标志定位环甲膜已被质疑其准确性。环甲膜定位的错误是环甲膜切开术失败的重要原因，可引发严重并发症甚至延误抢救时机而致死。超声用于快速识别环甲膜的位置，显示气道周围的解剖结构，包括组织的深度，以提高紧急环甲膜切开术的成功率。通过超声准确识别各个气管环已被证实对实施气管切开术有用。行气管切开时，超声能够准确识别气管套管放置的理想气管环间隙，并确定放置深度。超声可以在患者气道解剖结构特殊时避免造成气管后壁损伤或血管损伤，尤其适用于患者颈短、肥胖、颈部活动或伸展受限等情况。

（王明卓　胡一　梁宇峰）

## ｜ 第三节 ｜ 基于肺超声评分的肺内液体定量评估

应用B线的多少对肺含水量进行评分，即肺超声评分（lung ultrasound score，LUS）。LUS已被证实与多种方法测得的血管外肺内液体含量呈正相关，可以作为肺水肿的定量检测方法。

### 一、B线定量方法

既往动物模型研究已经证实B线数量与血管外肺内液体之间存在线性相关。在猪的油酸肺损伤模型中显示，B线能在动脉血氧分压与吸入氧气浓度的比值（$PaO_2/FiO_2$）下降之前早期发现血管外肺内液体，B线数目可反映急性肺损伤猪肺通气面积的变化。在人体的研究中，研究者发现B线的数量与脉搏指示心输出量监测（pulse indicator continous cadiac output，PICCO）获得的血管外肺内液体含量密切相关。以B线数目评估血管外肺内液体含量，并与X线结果对照，两种方法具有显著相关性。研究者观察血液透析患者在透析前、中、后的B线数量，发现B线能动态反映肺内液体变化。

但是计数B线数量的操作烦琐，密集B线难以准确计数。因此，有学者提出应用LUS对肺部B线进行定量评估。先将双侧肺脏分成几个区域，然后基于B线的数量及分布对每个区域进行评分，双肺各个区域评分的总和为总评分。不同文献中每个区域的评分方法不同，Picanoe等以B线的条数进行评分，正常为≤5条（记0分）；轻度为6~15条（记1分）；中度为16~30条（记2分）；重度>30条（记3分）。Brat等根据每个区域的B线有无、多少、密度及肺实变的程度进行评分，评分标准为：0分，肺部区域内仅存在A线；1分，一个肺部区域内可见B线≥3条，且B线之间有间距，无融合；2分，B线密集、融合，伴或不伴有胸膜下肺实变；3分，存在范围较广的肺实变。每个区域以最严重的表现评分。有研究以每个区域内B线所占面积的比例进行评分：无B线，记0分；比例<25%，记1分；比例在25%~50%，记2分；比例在50%~75%，记3分；比例>75%，记4分。

在定量评估B线时，对肺部进行分区是普遍的做法，最早的方法是胸壁28点法，其方案是让患者取仰卧位，检查前胸壁肋间隙包括左侧第2~4肋间隙与右侧第2~5肋间隙与胸骨旁线、锁骨中线、腋前线、腋中线交叉的28个点，计数各点处的B线条数，从而计算B线总数。其他分区测量方法包括：8区法，将双侧肺区平均分为前上、前下、侧上、侧下4个区，双肺共8个区；11区法，将胸壁分为11个区域，前胸壁从锁骨到横膈、从胸骨到腋前线的区域被分为上、中、下部分，侧胸壁从腋前线到腋后线的区域分为上、中、下部分，左前胸壁下部为心脏位置故被排除；12区法，为左右胸壁前部、侧面和后部均分为上下两部分，共12区；14区法，以腋前线、腋后线为界，将每侧肺分成前、侧、后3个区，每区再分为上下两部分，并在双侧肋缘下对肺底进行扫查，共计14区。有文献报道，对于急诊床旁检查，可应用简化4分区评分方法，简单测量左右上下两点共4点的B线评分，即可床旁快速区分急性左心衰竭与肺炎。

## 二、肺超声评分的临床应用研究

### （一）诊断疾病

LUS是诊断儿童肺炎准确并且安全的方法。研究表明，肺部超声作为儿童社区获得性肺炎的辅助诊断工具，可替代胸部正位片，其敏感性高于胸部正位片。研究显示，LUS诊断儿童肺炎的总体敏感度和特异度分别为96%和93%。有学者将儿童LUS与X线检查结果对比，应用LUS诊断肺炎的敏感度和特异度分别为98%和92%，阳性预测值和阴性预测值分别为85%和99%。

急性肺水肿分为心源性肺水肿和非心源性肺水肿，二者临床表现相似，但发病机制与治疗方法不同，快速明确诊断十分重要。研究显示，LUS可以监测肺水肿病情变化，评估血管外肺内液体含量。肺超声对于肺水肿诊断的价值极高，操作简便且节约时间。

慢性心力衰竭肺充血的评估具有挑战性，有研究将LUS与脑钠肽和超声心动图进行比较，以评估收缩期心力衰竭患者是否失代偿，结果显示LUS是一个可靠的指标，评分＞15分可以作为参考值。

### （二）预测病情严重程度及判断预后

梁振宇等研究表明，LUS可被用于区分不同严重程度的新生儿呼吸窘迫综合征（NRDS）。研究显示，LUS与肺部充气成反比，使用LUS是评估肺部疾病严重程度的更为客观和严格的方法，肺超声尤其是LUS可以准确地预测接受经鼻持续气道正压通气支持治疗的NRDS新生儿是需要肺泡表面活性物质替代治疗还是机械通气治疗。与晚期早产儿和足月儿相比，LUS用于诊断、监测

NRDS早产儿的可靠性更好。尹欣等对支气管肺发育不良早产儿与正常早产儿进行肺部超声检查并计算LUS，结果显示LUS≥33分时对预测支气管肺发育不良具有很高的敏感性和特异性。

为了确定LUS对预测急性支气管炎患儿入院的可行性，一项对儿科急诊进行的前瞻性观察研究显示，LUS≥4分时表现出50%的敏感性和91.18%的特异性。因此，作者认为LUS可以准确地评估儿童急性支气管炎的肺部异常，与临床表现密切相关，可作为预测住院率的有用工具。

LUS还可评估急性心力衰竭患者的肺充血情况。研究显示，LUS、脑钠肽水平以及超声心动图测得的左心室功能与急性左心衰竭预后相关，LUS可用于评估肺充血严重程度和监测治疗后肺充血消退情况。

### （三）指导临床治疗

超声不仅可以用于肺部疾病的诊断和鉴别诊断，在指导疾病的治疗中也具有独特优势。肺超声的应用改变了传统的治疗和管理模式，有助于改善患儿预后。超声监测可用于指导新生儿肺部疾病的治疗。LUS能够预测NRDS的早产儿对外源性表面活性物质的需求。研究显示，LUS评估NRDS患儿是否需进行固尔苏治疗的敏感度达100%，特异性为61%，尤其对胎龄≤30周的早产儿，LUS预测需要使用固尔苏治疗的准确性达89%。

一项前瞻性队列性研究对胎龄≤30周的早产儿进行肺超声检查，分析LUS诊断准确性及预测早产儿对外源性表面活性物质的需求，结果显示LUS与氧合指数显著相关（$r=0.6$，$P<0.0001$），LUS可用于准确预测患儿对外源性表面活性物质剂量的需求（曲线下面积=0.94；95%置信区间：0.90~0.98，$P<0.0001$）。

肺超声使床旁肺通气的评估成为可能，LUS更为通气结果的进一步定量分析提供了便利，为判断肺部病情严重程度提供了有效、可行的技术方法。研究显示，可应用LUS评估急性呼吸窘迫综合征家兔的肺复张情况。有研究通过将肺部超声与压力-容积曲线进行对比，评估应用呼气末正压通气诱导肺复张的急性肺损伤或ARDS患者的情况，结果表明呼气末正压通气诱导肺复张的压力-容积曲线及$PaO_2$升高程度与超声评分显著相关，LUS可评估呼气末正压通气诱导肺复张情况。

床旁LUS与X线胸片及临床严重程度评分显著相关，可以动态监测急性左心衰竭患者药物治疗后疗效。多项研究探讨了LUS诊断心源性肺水肿的准确性。通过评估患者急诊入院后24小时内的B线清除率，研究了LUS在监测心源性肺水肿对治疗的反应中的潜在作用。结果显示，LUS可以在心源性肺水肿治疗的早期评估肺内液体清除及其分布情况，可作为指导治疗的潜在工具。

体外膜肺氧合（extracorporeal membrane oxygenation，ECMO）用于重症心肺功能衰竭患者的持续体外呼吸与循环支持，使心肺得到休息和功能恢复，为抢救患者生命赢得时间。LUS可用于需要ECMO支持治疗的ARDS患者的肺通气功能的评估。Lu X等应用LUS分别评估ECMO支持的严重ARDS患者ECMO实施时机和撤机时机的肺通气情况，比较了ECMO后存活的和死亡的受试者的LUS，结果显示在撤销ECMO时，幸存者的肺通气功能显著改善，而非幸存者肺通气功能则继续恶化，因此，LUS可为ECMO支持的患者在床旁评估肺通气情况提供有价值的指导。

### （四）LUS在围手术期患者的应用

LUS在围手术期有重要的临床意义。当遇到术中低氧血症时，肺超声检查是一种安全、准确的床边检查技术。在一项前瞻性、观察性试验研究中，作者评估围手术期肺部超声检查的可行性，并评估其检测围手术期肺不张引起的术中呼吸系统并发症和氧合变化的能力。结果显示，诱导后期和到达恢复室之间的LUS的变化与氧合的变化显著相关（$P=0.018$），提示围手术期肺部超声检查可以跟踪围手术期肺不张，并有助于诊断呼吸系统并发症。肺内液体增加和由此引起的肺不张是进行心脏外科手术的儿童进行体外循环后的主要肺部并发症，严重者导致气管拔管困难、肺炎、心肺功能衰竭等。手术过程中及时、准确、有效地对肺部情况进行评估，再根据评估结果采取优化处理措施，能有效地减少肺部并发症，有利于患者快速康复。应用LUS可以预测术后拔管并发症发生的概率，检测部位肺通气不佳者（LUS＞17）与其拔管后出现并发症的概率呈显著正相关（$r=0.86$）。

### （五）定量评估重症患者肺内液体情况

临床上肺内液体的显著增加是重症监护患者的常见情况，通常继发于急性心力衰竭、急性肺损伤或急性呼吸窘迫综合征。有研究以定量计算机断层扫描（quantitative computed tomography，QCT）测定肺重量为金标准，探讨LUS在重症患者肺内液体定量中的准确性，结果显示LUS与肺重量（$r=0.75$，$P<0.05$）和密度（$r=0.82$，$P<0.01$）之间存在良好的相关性，因此，LUS在重症监护室中可提供可靠、简单且无辐射的肺内液体定量法。LUS与败血症死亡率和简化的急性生理学评分具有良好的相关性（分别为$r=0.53$和$r=0.55$，两者均$P<0.001$），且与呼吸频率相关（$r=0.45$；$P=0.000\,3$）。因此，LUS是一个简单、实用的评分系统，它可能是预测败血症患者疾病严重程度的有用工具。Yin W等的研究探讨了LUS与重症监护室休克患者预后之间的关系。多变量分析结果显示，LUS升高是28天死亡率的独立危险因素，比例风险回归模型（proportional hazard model，简称COX模型）分析显示较高的LUS与较低的存活率相关；入院时LUS升高与预后不良有关。在常规重症监护室中，通常在没有安全限制的情况下补液，这可能导致流体过载并且降低存活率。一项前瞻性、多中心、随机对照试验研究了LUS在重症监护室患者中引导补液管理的效用，研究结果显示LUS引导的液体管理方案可以改善重症监护室患者的预后。

### （六）其他

终末期肾病患者心功能降低，同时存在不同程度的液体潴留，多余液体重新分布后进入肺间质或肺泡，最终引起血管外肺内液体增加，即肺淤血。无明显临床症状的肺淤血在血液透析患者中十分常见，研究显示B线数量和肺毛细血管楔压之间呈线性正相关。透析患者血液透析前血管外肺内液体显著增多，透析后B线显示区域数及LUS均较透析前显著减少和降低，透析过程中可以监测到B线数量显著减少，说明LUS可实时动态监测透析超滤时患者的液体状态，有效评估透析效果。

子痫前期病理改变为毛细血管渗漏和胶体渗透压降低，最终会导致肺水肿，低血容量会加重器官衰竭，而不恰当的扩容又会直接加重肺水肿，因此液体调节是该疾病管理的决定性因素。若处理不及时，会严重威胁母胎安全。因此，早期识别并且准确评估肺水肿具有十分重要的意义。Zieleskiewicz 等的研究评估LUS检测严重子痫前期孕妇肺水肿的能力，结果显示对于严重先兆子痫产妇，LUS可同时检测到肺水肿和左心室舒张末期压力升高。

（刘晓　于红奎）

# ┆ 第四节 ┆ 肺超声的其他新应用进展

## 一、人工智能在肺超声的应用

目前的LUS不管采用哪种方案，都存在受检查者水平及主观影响的局限性，B线的数目如何计数在临床上还存在争议，人工智能的出现可以克服这一难题，这是未来LUS的研究方向。目前已有应用人工智能计数B线进行评分的相关报道。

临床上计数B线的方案都是基于单帧静态图像，而B线的数量是实时变化的，因此，有研究应用计算机检测技术对透析患者肺部超声动态视频中B线进行定量评估，以计数B线数量和计算B线占肺野的百分比这两种方式来计算B线的量，结果显示这两种方法高度相关。另外，Anantrasirichai等的研究应用计算机自动识别并计数肺超声图像中的B线，提出了一种基于Radon变换与稀疏正则化的优化技术，可增强B线的可视化和改善B线的分辨率，研究结果显示该技术可以准确检测B线，并优于现有的肺超声B线检测方法。

肺超声的人工智能研究还处于起步阶段，研究规模较小，其应用价值尚需进一步通过多中心、大样本的临床研究来确认。

## 二、弹性成像在肺超声的应用

肺超声表面波弹性成像（lung ultrasound surface wave elastography，LUSWE）是一种无创评估肺表面组织弹性的新技术。LUSWE的操作方法为，在受试者胸壁沿肋间放置手持式振动筛，振动筛产生低频谐波振动，然后将超声探头放置在离振动筛约5 mm的同一肋间，测量振动筛产生的振动波传播至肺表面产生的肺表面波的速度，从而评估肺表面组织的硬度。

（刘晓　于红奎）

## 参考文献

[1] SINGH Y, TISSOT C, FRAGA M V, et al. International evidence-based guidelines on point of care ultrasound（POCUS）for critically ill neonates and children issued by the POCUS Working Group of the European Society of Paediatric and Neonatal Intensive Care（ESPNIC）[J]. Crit Care, 2020, 24（1）: 65.

[2] GREEN S M, ROBACK M G. Is the mallampati score useful for emergency department airway management or procedural sedation? [J]. Ann Emerg Med, 2019, 74（2）: 251-259.

[3] HALL E A, SHOWAIHI I, SHOFER F S, et al. Ultrasound evaluation of the airway in the ED: a feasibility study [J]. Crit Ultrasound J, 2018, 10（1）: 3.

[4] MORI T, NOMURA O, HAGIWARA Y, et al. Diagnostic accuracy of a 3-point ultrasound protocol to detect esophageal or endobronchial mainstem intubation in a pediatric emergency department [J]. J Ultrasound Med, 2019, 38（11）: 2945-2954.

[5] SONG I K, KIM E H, LEE J H, et al. Effects of an alveolar recruitment manoeuvre guided by lung ultrasound on anaesthesia-induced atelectasis in infants: a randomised, controlled trial [J]. Anaesthesia, 2017, 72（2）: 214-222.

[6] SUN L, WU L, ZHANG K, et al. Lung ultrasound evaluation of incremental PEEP recruitment maneuver in children undergoing cardiac surgery [J]. Pediatr Pulmonol, 2020, 55（5）: 1273-1281.

[7] MONASTESSE A, GIRARD F, MASSICOTTE N, et al. Lung ultrasonography for the assessment of perioperative atelectasis: a pilot feasibility study [J]. Anesth Analg, 2017, 124 (2): 494-504.

[8] YAMAGUCHI Y, MOHARIR A, BURRIER C, et al. Point-of-care lung ultrasound to evaluate lung isolation during one-lung ventilation in children: narrative review [J]. Med Devices (Auckl), 2020, 13: 385-389.

[9] TUSMAN G, ACOSTA C M, BÖHM S H, et al. Postural lung recruitment assessed by lung ultrasound in mechanically ventilated children [J]. Crit Ultrasound J, 2017, 9 (1): 22.

[10] VITALE V, RICCI Z, GADDI S, et al. Lung ultrasound profile after cardiopulmonary bypass in paediatric cardiac surgery: first experience in a simple cohort [J]. Interact Cardiovasc Thorac Surg, 2017, 24 (4): 598-602.

[11] TOUW H R, PARLEVLIET K L, BEEREPOOT M, et al. Lung ultrasound compared with chest X-ray in diagnosing postoperative pulmonary complications following cardiothoracic surgery: a prospective observational study [J]. Anaesthesia, 2018, 73 (8): 946-954.

[12] XUE Y, ZHANG Z, SHENG C Q, et al. The predictive value of diaphragm ultrasound for weaning outcomes in critically ill children [J]. BMC Pulm Med, 2019, 19 (1): 270.

[13] TENZA-LOZANO E, LLAMAS-ALVAREZ A, JAIMEZ-NAVARRO E, et al. Lung and diaphragm ultrasound as predictors of success in weaning from mechanical ventilation [J]. Crit Ultrasound J, 2018, 10 (1): 12.

[14] ABDEL RAHMAN D A, SABER S, EL-MAGHRABY A. Diaphragm and lung ultrasound indices in prediction of outcome of weaning from mechanical ventilation in pediatric intensive care unit [J]. Indian J Pediatr, 2020, 87 (6): 413-420.

［15］BAHGAT E, EL-HALABY H, ABDELRAHMAN A, et al. Sonographic evaluation of diaphragmatic thickness and excursion as a predictor for successful extubation in mechanically ventilated preterm infants［J］. Eur J Pediatr, 2021, 180（3）: 899-908.

［16］ARSLAN G, BESCI T, DUMAN M. Point of care diaphragm ultrasound in mechanically ventilated children: A predictive tool to detect extubation failure［J］. Pediatr Pulmonol, 2022, 57（6）: 1432-1439.

［17］IJLAND M M, LEMSON J, VAN DER HOEVEN J G, et al. The impact of critical illness on the expiratory muscles and the diaphragm assessed by ultrasound in mechanical ventilated children［J］. Ann Intensive Care, 2020, 10（1）: 115.

［18］MISTRI S, DHOCHAK N, JANA M, et al. Diaphragmatic atrophy and dysfunction in critically ill mechanically ventilated children［J］. Pediatr Pulmonol, 2020, 55（12）: 3457-3464.

［19］VALVERDE MONTORO D, GARCÍA SOLER P, HERNÁNDEZ YUSTE A, et al. Ultrasound assessment of ventilator-induced diaphragmatic dysfunction in mechanically ventilated pediatric patients［J］. Paediatr Respir Rev, 2021, 40: 58-64.

［20］STAFRACE S, ENGELHARDT T, TEOH W H, et al. Essential ultrasound techniques of the pediatric airway［J］. Paediatr Anaesth, 2016, 26（2）: 122-131.

［21］YOU-TEN K E, SIDDIQUI N, TEOH W H, et al. Point-of-care ultrasound（POCUS）of the upper airway［J］. Can J Anaesth, 2018, 65（4）: 473-484.

［22］VATS A, WORLEY G A, DE BRUYN R, et al. Laryngeal ultrasound to assess vocal fold paralysis in children［J］. J laryngol otol, 2004, 118（6）: 429-431.

［23］SLOVIS T L, POLAND R L. Endotracheal tubes in neonates: sonographic positioning［J］. Radiology, 1986, 160（1）: 262−263.

［24］LICHTENSTEIN D A. Lung ultrasound in the critically ill［J］. Ann Intensive Care, 2014, 4（1）: 1.

［25］LICHTENSTEIN D A. BLUE−protocol and FALLS−protocol: two applications of lung ultrasound in the critically ill［J］. Chest, 2015, 147（6）: 1659−1670.

［26］BLÜTHGEN C, SANABRIA S, FRAUENFELDER T, et al. Economical sponge phantom for teaching, understanding, and researching A− and B−Line reverberation artifacts in lung ultrasound［J］. J Ultrasound Med, 2017, 36（10）: 2133−2142.

［27］PICANO E, PELLIKKA P A. Ultrasound of extravascular lung water: a new standard for pulmonary congestion［J］. Eur Heart J, 2016, 37（27）: 2097−2104.

［28］BRAT R, YOUSEF N, KLIFA R, et al. Lung ultrasonography score to evaluate oxygenation and surfactant need in neonates treated with continuous positive airway pressure［J］. JAMA Pediatr, 2015, 169（8）: e151797.

［29］BEAUBIEN−SOULIGNY W, RHÉAUME M, BLONDIN MC, et al. A simplified approach to extravascular lung water assessment using point−of−care ultrasound in patients with end−stage chronic renal failure undergoing hemodialysis［J］. Blood Purif, 2018, 45（1−3）: 79−87.

［30］于红奎, 刘晓, 陈嘉坤, 等. 肺超声评分对儿童重症肺炎定量评估及预后判断的价值［J］. 中国超声医学杂志, 2019, 35（3）: 229−231.

［31］BRATTAIN L J, TELFER B A, LITEPLO A S, et al. Automated B−line scoring on thoracic sonography［J］. J Ultrasound Med, 2013, 32（12）: 2185−2190.

［32］LIU Z P, ZHANG Y, BIAN H, et al. Clinical application of rapid B−line score with lung ultrasonography in differentiating between pulmonary infection and pulmonary infection with acute left ventricular heart failure [J]. Am J Emerg Med, 2016, 34（2）: 278-281.

［33］SOUMMER A, PERBET S, BRISSON H, et al. Ultrasound assessment of lung aeration loss during a successful weaning trial predicts postextubation distress [J]. Crit Care Med, 2012, 40（7）: 2064-2072.

［34］YILMAZ H L, ÖZKAYA A K, SARI GÖKAY S, et al. Point-of-care lung ultrasound in children with community acquired pneumonia [J]. Am J Emerg Med, 2017, 35（7）: 964-969.

［35］CLAES A S, CLAPUYT P, MENTEN R, et al. Performance of chest ultrasound in pediatric pneumonia [J]. Eur J Radiol, 2017, 88: 82-87.

［36］LEVITOV A, FRANKEL H L, BLAIVAS M, et al. Guidelines for the appropriate use of bedside general and cardiac ultrasonography in the evaluation of critically ill patients-part Ⅱ: cardiac ultrasonography [J]. Crit Care Med, 2016, 44（6）: 1206-1227.

［37］MIGLIORANZA M H, GARGANI L, SANT'ANNA R T, et al. Lung ultrasound for the evaluation of pulmonary congestion in outpatients: a comparison with clinical assessment, natriuretic peptides, and echocardiography [J]. JACC Cardiovasc Imaging, 2013, 6（11）: 1141-1151.

［38］梁振宇, 孟琼, 游楚明. 肺超声评分定量评估新生儿呼吸窘迫综合征严重程度及其临床意义 [J]. 中国超声医学杂志, 2019, 35（9）: 779-782.

［39］RAZAK A, FADEN M. Neonatal lung ultrasonography to evaluate need for surfactant or mechanical ventilation: a systematic review and meta-analysis [J]. Arch Dis Child Fetal Neonatal Ed, 2020, 105（2）: 164-171.

［40］尹欣, 宗绍云, 唐娅玲, 等. 肺超声评分法在预测早产儿支气管肺发育不良中的价值 [J]. 中国超声医学杂志, 2019, 35（12）: 1076-1078.

［41］ÖZKAYA A K, YILMAZ H L, KENDIR Ö T, et al. Lung ultrasound findings and bronchiolitis ultrasound score for predicting hospital admission in children with acute bronchiolitis［J］. Pediatr Emerg Care，2020，36（3）：e135-e142.

［42］PALAZZUOLI A，RUOCCO G，BELTRAMI M，et al. Combined use of lung ultrasound，B-type natriuretic peptide，and echocardiography for outcome prediction in patients with acute HFrEF and HFpEF［J］. Clin Res Cardiol，2018，107（7）：586-596.

［43］邱如新，郭九叶，刘敬. 肺脏超声监测在新生儿肺部疾病治疗中的应用［J］. 中华实用儿科临床杂志，2019，34（1）：13-18.

［44］PERRI A，RICCARDI R，IANNOTTA R，et al. Lung ultrasonography score versus chest X-ray score to predict surfactant administration in newborns with respiratory distress syndrome［J］. Pediatr Pulmonol，2018，53（9）：1231-1236.

［45］LI D K，LIU D W，LONG Y，et al. Use of lung ultrasound to assess the efficacy of an alveolar recruitment maneuver in rabbits with acute respiratory distress syndrome［J］. J Ultrasound Med，2015，34（12）：2209-2215.

［46］李黎明，李莲花，关键，等. 肺部超声评分在呼吸机相关性肺炎疗效评价中的作用［J］. 中华内科杂志，2016，55（12）：950-952.

［47］CORTELLARO F，CERIANI E，SPINELLI M，et al. Lung ultrasound for monitoring cardiogenic pulmonary edema［J］. Intern Emerg Med，2017，12（7）：1011-1017.

［48］LU X，ARBELOT C，SCHREIBER A，et al. Ultrasound assessment of lung aeration in subjects supported by venovenous extracorporeal membrane oxygenation［J］. Respir Care，2019，64（12）：1478-1487.

［49］VIGNON P，REPESSÉ X，VIEILLARD-BARON A，et al. Critical care ultrasonography in acute respiratory failure［J］. Crit Care，2016，20（1）：228.

［50］YIN W，ZOU T，QIN Y，et al. Poor lung ultrasound score in shock patients admitted to the ICU is associated with worse outcome［J］. BMC Pulm Med, 2019, 19（1）: 1.

［51］RUSU D M, SIRIOPOL I, GRIGORAS I, et al. Lung ultrasound guided fluid management protocol for the critically ill patient: study protocol for a multi-centre randomized controlled trial［J］. Trials, 2019, 20（1）: 236.

［52］ZOCCALI C, TORINO C, TRIPEPI R, et al. Pulmonary congestion predicts cardiac events and mortality in ESRD［J］. J Am Soc Nephrol, 2013, 24（4）: 639-646.

［53］TREZZI M, ORZILLO D, CERIANI E, et al. Lung ultrasonography for the assessment of rapid extravascular water variation: evidence from hemodialysis patients［J］. Intern Emerg Med, 2013, 8（5）: 409-415.

［54］ZIELESKIEWICZ L, CONTARGYRIS C, BRUN C, et al. Lung ultrasound predicts interstitial syndrome and hemodynamic profile in parturients with severe preeclampsia［J］. Anesthesiology, 2014, 120（4）: 906-914.

［55］ANANTRASIRICHAI N, HAYES W, ALLINOVI M, et al. Line detection as an inverse problem: application to lung ultrasound imaging［J］. IEEE Trans Med Imaging, 2017, 36（10）: 2045-2056.

［56］WEITZEL W F, HAMILTON J, WANG X, et al. Quantitative lung ultrasound comet measurement: method and initial clinical results［J］. Blood Purif, 2015, 39（1-3）: 37-44.

［57］RAIMONDI F, MIGLIARO F, VERDOLIVA L, et al. Visual assessment versus computer-assisted gray scale analysis in the ultrasound evaluation of neonatal respiratory status［J］. PLoS One, 2018, 13（10）: e0202397.

［58］WILEY B M, ZHOU B, PAN DOMPATAM G, et al. Lung ultrasound surface wave elastography for assessing patients with pulmonary edema［J］. IEEE Trans Biomed Eng, 2021, 68（11）: 3417-3423.

［59］ZHOU B，BARTHOLMAI B J，KALRA S，et al. Lung US surface wave elastography in interstitial lung disease staging［J］. Radiology，2019，291 （2）：479-484.

［60］刘晓，潘敏，陈芳，等. 基于B线的肺部超声评分定量评估肺部疾病研究进展［J］. 中国医学影像技术，2022，38（2）：308-311.

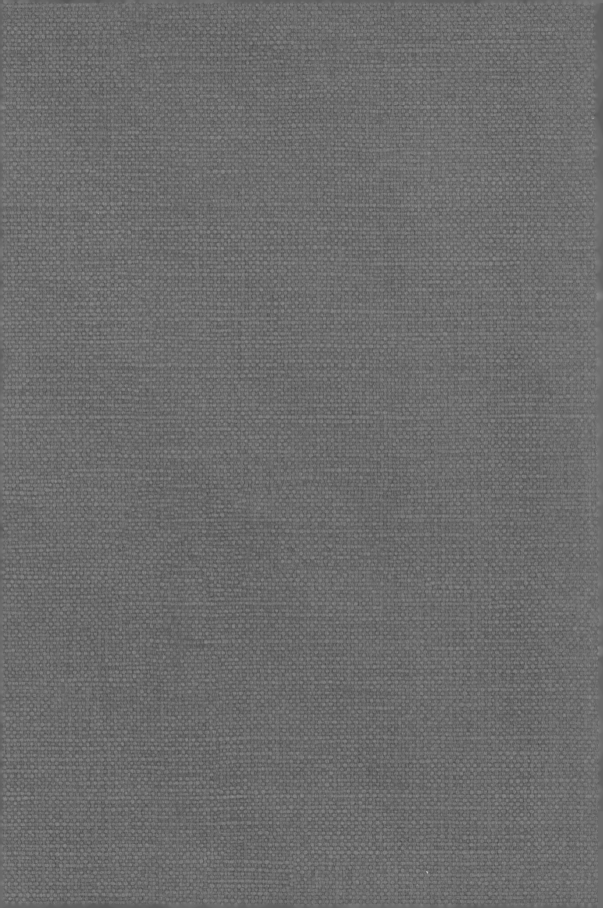